DE LA

CHUTE DE L'UTÉRUS

PAR

le Dr E.-Q. LE GENDRE,

Ancien prosecteur de l'École anatomique des hôpitaux,
Lauréat de l'Institut (Académie des sciences), de la Faculté de médecine, des Hôpitaux et de la Société de chirurgie,
Membre de la Société anatomique, Secrétaire de la Société de biologie, etc.

Avec 8 planches dessinées d'après nature.

PARIS

J.-B. BAILLIÈRE ET FILS,

LIBRAIRES DE L'ACADÉMIE IMPÉRIALE DE MÉDECINE,

Rue Hautefeuille, 19.

Londres, Hipp. BAILLIÈRE, 219, Regent street.

New-York, BAILLIÈRE brothers, 440, Broadway.

MADRID, C. BAILLY-BAILLIÈRE, CALLE DEL PRINCIPE, 11.

1860

DE LA

CHUTE DE L'UTÉRUS

PAR

le Dr E.-Q. LE GENDRE,

Ancien prosecteur de l'École anatomique des hôpitaux,
Lauréat de l'Institut (Académie des sciences), de la Faculté de médecine, des Hôpitaux
et de la Société de chirurgie,
Membre de la Société anatomique, Secrétaire de la Société de biologie, etc.

Avec 8 planches dessinées d'après nature.

PARIS
J.-B. BAILLIÈRE ET FILS,
LIBRAIRES DE L'ACADÉMIE IMPÉRIALE DE MÉDECINE,
Rue Hautefeuille, 19.
Londres, Hipp. BAILLIÈRE, 219, Regent street.
New-York, BAILLIÈRE brothers, 440, Broadway.
MADRID, C. BAILLY-BAILLIÈRE, CALLE DEL PRINCIPE, 11.
1860

Ouvrages du même Auteur.

Mémoire sur l'anatomie et la physiologie de la glande thyroïde étudiée chez l'homme et les animaux vertébrés, avec 3 planches. — Labé, 1852.

Développement et structure du système glandulaire. Thèse de concours pour l'agrégation en anatomie et physiologie, avec 2 planches. — Germer Baillière, 1856.

De la valeur comparée des différentes méthodes du traitement des fractures. Thèse de concours pour l'agrégation en chirurgie. — Germer Baillière, 1857.

Anatomie chirurgicale homolographique, ou Description et figures des principales régions du corps humain représentées de grandeur naturelle d'après des sections planes pratiquées sur des cadavres congelés, contenant 35 planches dessinées d'après nature. Ouvrage couronné par l'Académie des sciences. — J.-B. Baillière et fils, 1858.

Mémoire sur l'anus contre nature, avec 2 planches, dans les *Mémoires de la Société de chirurgie*, tome V. — Victor Masson, 1858.

Mémoire sur quelques variétés rares de la hernie crurale, avec 6 planches dessinées d'après nature. Ouvrage couronné par l'Académie des sciences. — J.-B. Baillière et fils, 1859.

INTRODUCTION[1].

> Pour l'anatomiste, le chirurgien et l'accoucheur, la situation de l'utérus dans le bassin est variable, et l'on ne doit attacher quelque importance qu'à des déplacements considérables.

J'ai cherché dans ce travail à définir d'une manière précise ce que l'on doit entendre par chute de l'utérus, afin de bien circonscrire d'abord les limites de mon sujet.

Nous avions à exposer d'une manière didactique une affection complexe dont la nature est encore aujourd'hui un sujet de controverse pour la plupart des auteurs, comme l'a montré une discussion récente de l'Académie de médecine.

Il fallait chercher à grouper les affections diverses qu'un abus de langage a fait décrire sous autant de noms différents, et représentant la même lésion; il fallait montrer le lien qui les réunissait toutes, c'est-à-dire la vraie nature de la chute de l'utérus.

Pour cela, nous nous sommes appuyé sur l'autorité de la tradition et de la science, en compulsant l'histoire de la chute de l'utérus, et en étudiant les observations nombreuses de cette affection, et quand ces données nous ont paru insuffisantes, nous avons invoqué le secours de l'expérimentation pour mieux faire comprendre les phénomènes de cette maladie.

J'ai considéré la chute de l'utérus comme un déplacement de cet organe, produit par des causes très nombreuses, très variées, mais en subordonnant toujours à ce phénomène purement mécanique du déplacement de l'organe, une lésion primitive, soit de l'utérus, de ses annexes ou de ses moyens d'union avec les autres organes. Cette altération utérine sur laquelle j'ai insisté joue un rôle capital dans la production de cette affection.

La physiologie pathologique, le mécanisme suivant lequel se produit cette lésion, ont été pour nous le sujet de recherches qui donneront à ce travail un caractère d'originalité. Dans l'été de 1859, nous avons cherché avec M. le docteur Bastien, prosecteur des hôpitaux, à reproduire sur le cadavre les phénomènes que l'on observe dans les cas de chute de l'utérus. Ces expériences, dont j'ai donné les résultats détaillés, nous ont permis de suivre l'évolution des différentes phases du déplacement utérin. Nous avons pu saisir la véritable cause de la formation du cystocèle et du rectocèle qui accompagnent si souvent la chute de l'utérus; nous avons pu préciser les nouveaux rapports qu'affectent les organes déplacés, étudier la locomotion du péritoine et des parois vaginales dans l'invagination qui accompagne toujours le déplacement de l'utérus.

Comparant ces expériences cadavériques aux lésions anatomo-pathologiques que l'on rencontre dans la chute de l'utérus, nous avons fait ressortir les rapprochements que l'on pouvait établir, seulement au point de vue du rapport des organes, l'état pathologique ayant amené des altérations dans leur tissu, lésions que l'expérimentation ne pouvait reproduire.

Une de ces altérations nous a frappé, dans le petit nombre de faits que nous avons pu rencontrer : nous avons observé une hypertrophie particulière du tissu fibro-dartoïque du vagin dans toute la portion correspondante à la chute du col de l'utérus, hypertrophie qui avait empêché la descente des culs-de-sac du péritoine et aurait donné une grande facilité à toutes les opérations que l'on aurait eu à pratiquer sur le col utérin. Nous devons dire aussi que nous avons toujours trouvé la coïncidence de l'abaissement du corps avec la chute du col de l'utérus.

Si la nature même de la chute de l'utérus en fait une maladie simple, une dans son ensemble, comme nous le montre la symptomatologie de cette affection, il n'en est pas de même des causes qui ont pu la produire. Ici nous trouvons la plus grande diversité : elles peuvent même servir à différencier certaines formes, certaines variétés de la chute de l'utérus, et leur diagnostic était important à bien établir.

A une certaine époque vers la fin du XVIIe siècle, plusieurs chirurgiens avaient nié l'existence et même la possibilité de la chute de l'utérus; les observations anatomo-pathologiques nombreuses de leurs contemporains ont fait disparaître cette erreur. Aujourd'hui la chute de l'utérus est de nouveau mise en doute, le déplacement de l'organe n'est plus regardé comme la lésion principale, il est subordonné aux altérations du tissu de l'utérus; c'est un épiphénomène : ce n'est plus alors une seule maladie, c'est un ensemble de plusieurs affections. Mais, si on considère la chute de la matrice comme un déplacement de l'organe, on ne peut s'empêcher d'admettre une affection unique, reconnaissant, il est vrai, des causes multiples, mais ayant une marche et des symptômes propres. C'est l'opinion que nous avons adoptée dans le tableau que nous avons tracé de cette affection.

Nous avions à passer en revue toutes les méthodes thérapeutiques, employées pour la cure de la chute de l'utérus, nous avons surtout cherché à faire connaître quelques-unes de ces méthodes si nombreuses, employées à l'étranger avec un certain succès contre cette affection : elles sont peu pratiquées en France et ont surtout rapport à des procédés anaplastiques.

Il ne suffisait pas de faire la critique de tous ces procédés et de se demander au milieu de ces nombreuses méthodes, à laquelle il fallait donner la préférence, question qui embarrasse toujours le chirurgien et qu'il ne peut souvent résoudre. En rappelant les principes de physiologie pathologique, que nous avons étudiés avec tant de soin dans l'évolution de la chute de l'utérus, nous avons fait voir quelles sont les indications des opérations applicables à cette affection, nous avons tracé les règles qui doivent guider l'opérateur, nous rappelant toujours cette opinion émise, dans une discussion académique et qui a rapport à l'affection que nous décrivons, à savoir, que les déviations de la matrice ne guérissent pas et n'occasionnent jamais la mort (Velpeau, discussion à l'Académie de médecine).

Exposer l'état actuel de la science, chercher par nos propres recherches à compléter les travaux qui ont été faits sur la chute de l'utérus, tel a été le but de ce travail.

J'ai donné un certain nombre de planches, presque toutes originales, destinées à faire voir d'une manière bien nette la disposition générale des organes déplacés, leurs nouveaux rapports, soit d'après nos expérimentations, soit d'après des pièces d'anatomie pathologique. L'une d'elles, empruntée à l'ouvrage de Froriep (chirurgische Kupfertafeln), est un exemple des plus rares de chute complète de l'utérus sans lésion organique de son tissu. Enfin, les figures qui représentent les méthodes anaplastiques des différents auteurs feront comprendre plus clairement ces opérations, qu'une longue et pénible description.

DE LA

CHUTE DE L'UTÉRUS

DÉFINITION.

Nous allons chercher à exposer d'une manière bien précise ce que l'on doit entendre par chute de l'utérus.

Dans son acception propre, le mot chute signifie l'action d'un corps qui tombe : c'est un fait accompli que nous constatons, en y rattachant surtout l'idée de la pesanteur. Mais, si nous comparons ce phénomène purement physique avec ce qui se passe du côté des organes du corps humain tels que l'utérus, le rectum, le vagin, par exemple, dans lesquels on observe cette même action de tomber, phénomène que l'on a désigné aussi sous le nom de chute de ces organes, nous y trouvons seulement une certaine ressemblance.

En effet, il peut se faire qu'un organe intérieur entraîné vers les parties les plus déclives, s'approche d'une ouverture naturelle, la traverse et se trouve alors entièrement soumis à l'influence de la pesanteur, comme si c'était un corps abandonné à lui-même : l'action de tomber est alors le phénomène qui s'accomplit ; il y a chute de l'organe. Jamais, il est vrai, le fait ne s'accomplit entièrement comme pour les agents physiques, les organes conservent toujours leurs attaches naturelles, mais le phénomène n'en existe pas moins d'une manière virtuelle.

Ainsi, toutes les fois que l'utérus, ayant subi un de ces déplacements si fréquents pour cet organe, sera arrivé à la partie inférieure du conduit vaginal et franchira l'orifice vulvaire, à ce dernier moment, cette partie de l'utérus située à l'extérieur semblera tout à fait tombée au dehors, et il y aura dans ce cas chute d'une partie de l'organe : le phénomène une fois commencé pourra s'accomplir complétement.

Si nous admettions qu'il y a chute de l'utérus toutes les fois que cet organe abandonne sa situation normale pour descendre dans l'excavation pelvienne, nous serions obligé de ranger sous cette même dénomination la plupart des déviations utérines ; car ce changement de rapport peut avoir lieu dans tous les sens, l'utérus peut tomber en arrière, en avant, sur les côtés ; il peut descendre directement de haut en bas. Donnerons-nous à ce dernier déplacement le nom de chute ? Nullement, cette disposition de l'utérus qui tend à se déplacer en bas, est un phénomène très important, on l'observe toujours dans les cas où il y a chute de l'utérus, mais il précède celle-ci et il est lui-même une des causes les plus fréquentes de cette déviation. Non, l'utérus n'est pas tombé dans l'acception chirurgicale de ce mot, tant que toutes ses parties sont en rapport avec l'intérieur de la cavité pelvienne, tant qu'il est encore contenu en entier dans le vagin : pour qu'il y ait chute de l'utérus, il faut que l'organe soit complétement ou en partie au dehors des organes génitaux externes. C'est une véritable hernie de l'utérus et les anciens auteurs lui avaient donné quelquefois cette dénomination. Dans cette comparaison, nous sommes obligé de reconnaître que ce nom de hernie ne s'applique qu'au phénomène de la sortie de l'organe à travers des anneaux naturels ou accidentels. Tous les déplacements des organes vers la région où doit se faire la hernie, constituent un phénomène tout à fait distinct.

De plus, cette dernière lésion nous offre encore quelque chose de tout à fait comparable pour établir notre distinction de la chute de l'utérus, à cause du phénomène de la migration de l'intestin. Ainsi les différentes espèces de la hernie inguinale, par exemple, ont des caractères propres qui les distinguent parfaitement entre elles : jamais on ne réunira dans une même description, si on a à traiter l'oschéocèle, les autres formes de cette hernie inguinale, le bubonocèle, par exemple, et cette espèce si remarquable sur laquelle M. le professeur Malgaigne a appelé le premier l'attention des chirurgiens et qu'il a désignée sous le nom de *pointe de hernie*, état que l'on peut regarder comme le premier degré de cette affection.

Pour mieux faire comprendre toute ma pensée, je prendrai l'exemple suivant. Une malade présente une tumeur qui pend entre les cuisses. A l'examen, on reconnaît que cette tumeur est formée par une partie de la vessie, du vagin, de l'utérus. entraînés au dehors; personne ne refusera de reconnaître, dans ce cas, une chute de la matrice. Pour faire disparaître cette maladie, quel moyen emploiera le chirurgien? Il réduira la tumeur et cherchera à la maintenir dans le vagin. S'il obtient ce résultat, on ne peut lui refuser qu'il a guéri la malade, et partant qu'il a fait disparaître la chute de l'utérus. Et cependant l'utérus a-t-il repris sa position normale? Le vagin et la vessie sont-ils aussi dans leurs rapports normaux? Dans le plus grand nombre des cas, ce rétablissement complet n'a jamais lieu, et cependant la chute de la matrice n'en est pas moins complétement guérie.

Voici un autre exemple presque semblable, mais encore plus frappant. Tous les procédés employés contre la chute de l'utérus tendent à ce résultat : maintenir l'organe réduit dans le vagin. Eh bien, dans ce cas, après avoir essayé sans succès tous les moyens de contention, le chirurgien arrive à pratiquer une opération sanglante, qui consiste à fermer l'orifice vulvaire dans une étendue plus ou moins grande, de manière à empêcher l'utérus de sortir de nouveau au dehors. La chute de l'utérus est guérie, elle n'existe plus, et cependant l'organe est le plus souvent placé derrière cette barrière artificielle ; il est loin d'occuper la situation normale; mais tant qu'il restera dans cette position, on dira avec raison que la maladie primitive, la chute de l'utérus, n'a pas récidivé.

Nous ne pouvons accumuler trop de preuves en faveur de la définition que nous adoptons, et nous trouvons, dans tous les auteurs qui ont écrit sur la pathologie utérine, une opinion tout à fait semblable. Les auteurs anciens ayant employé des dénominations différentes pour chaque variété, ont toujours traité de la chute de l'utérus dans une description spéciale. A mesure que le cadre nosologique des affections utérines s'est agrandi, les auteurs modernes, qui ont étudié avec tant de soin les variétés infinies de ces lésions, ont été forcés de les réunir en des groupes distincts : c'est ce qui est arrivé pour les déviations de l'utérus. Ils ont décrit sous le nom générique de déplacement la modification survenue dans les rapports que la matrice affecte normalement avec les organes voisins Admettant ce fait d'une conformation et d'une situation physiologique tout à fait normales, état auquel M. le professeur Cruveilhier a donné le nom d'*indifférence de l'utérus*, tout changement à cet état, soit dans l'ensemble de la position de l'organe, soit dans une de ses parties, constitue une déviation. Je n'ai pas besoin de les rappeler toutes ici; je n'indiquerai que celle qui nous intéresse spécialement, le déplacement en bas, l'abaissement.

Comme son nom l'indique, l'abaissement signifie une diminution dans l'axe longitudinal de suspension de l'utérus qui le rapproche du plancher du bassin ou de l'orifice vulvaire. Tant que l'utérus parcourt ainsi le canal vaginal, jusqu'au contact de son col avec l'orifice vulvaire, on a affaire à tous les degrés d'un simple abaissement; mais aussitôt qu'une partie ou la totalité de l'organe a franchi cet orifice, alors nous avons affaire à une chute de l'utérus. Certainement on peut considérer ce phénomène comme le dernier degré de l'abaissement, et, au point de vue de la physiologie pathologique, il est extrêmement important à étudier. Nous ne manquerons pas de le faire dans l'étude de l'évolution de la chute de l'utérus, mais nous le séparons complétement de cette affection, ainsi que la plupart des auteurs.

Et quelle sera la limite à laquelle commencera cet abaissement pathologique, ce premier degré de la chute de l'utérus? Admettra-t-on que la présence momentanée du col à une petite distance de la vulve, puisse constituer un état pathologique? Mais dans certaines positions du corps de la femme, l'utérus se rapproche du périnée, et quelquefois dans une étendue assez grande pour en imposer au chirurgien et lui faire prendre cet abaissement physiologique pour un état acquis, un véritable déplacement pathologique. M. le professeur Malgaigne a appelé l'attention sur ce fait : il a montré qu'on obtenait de très grandes différences en touchant une femme couchée, debout, ou dans la position accroupie. Debout, le poids des viscères déprime toujours un peu la matrice et raccourcit déjà le vagin; mais dans la position accroupie, la pression abdominable est telle, que souvent la matrice descend à 3 centimètres de l'orifice vaginal et même plus bas, si l'on prescrit à la femme de faire des efforts. (*Anat. chir.*, t. II, p. 517, 2e édit.)

Les anatomistes et les chirurgiens ont souvent donné la longueur du vagin, mais leurs mensurations présentent des différences si considérables qu'on ne peut les expliquer, jusqu'à un certain point, que par la différence de longueur des deux parois de ce conduit. D'après cette connaissance de la longueur de ce canal, ils en ont déduit la distance qui séparait le col de l'utérus de l'orifice vulvaire. Ces mesures sont si variables, comme nous venons de le dire, que nous avons cherché par nous-même à obtenir quelques données qui pussent nous fixer sur cette hauteur à laquelle se trouve le col de l'utérus dans le vagin. Pour cela nous avons mesuré sur un certain nombre de cadavres ou de femmes vivantes la distance qui séparait le museau de tanche de la vulve en prenant la fourchette comme limite. Voici d'abord les chiffres que nous donnent les auteurs : M. Velpeau admet de 6 à 7 centimètres; madame Boivin, 11 centimètres ; Blandin, de 11 à 13 centimètres 1/2 ; M. Paul Dubois, de 10 à 12 centimètres; M. Richet, en mesurant de l'orifice vulvaire au col, a obtenu de 8 à 10 centimètres.

Voici les faits que nous avons recueillis : nous avons noté avec le plus grand soin la position dans laquelle la mensuration avait été faite, et les influences que l'âge et la grossesse surtout auraient pu apporter à la situation de l'utérus. La distance a été prise du bord inférieur de la vulve, de la fourchette, au col de l'utérus, au niveau de son orifice.

Distance du col de l'utérus à la vulve sur le cadavre.

Nos.		Age.	Position.	Mensuration.
1	Femme.	30 ans.	Couchée.	9 centimètres.
2	Id.	45 ans.	Debout.	3 centimètres.
3	Id.	45 ans.	Couchée.	5 centimètres 1/2.
4	Id.	60 ans.	Id.	4 centimètres.
5	Id.	60 ans.	Id.	8 centimètres.
6	Id.	30 ans.	Id.	4 centimètres 1/2.
7	Id.	30 ans.	Id.	8 centimètres.
8	Id.	60 ans.	Id.	6 centimètres.
9	Id.	35 ans.	Id.	6 centimètres.
10	Id.	50 ans.	Id.	6 centimètres.
11	Id.	40 ans.	Id.	7 centimètres.
12	Fille.	20 ans.	Id.	4 cent. 8 mill.
13	Femme.	40 ans.	Id.	6 centimètres.
14	Fille.	50 ans.	Id.	6 centimètres 1/2.
15	Femme.	60 ans.	Id.	7 centimètres 1/2.
16	Id.	40 ans.	Id.	7 centimètres.
17	Fille.	18 ans.	Id.	6 centimètres.
18	Femme.	30 ans.	Id.	6 centimètres 1/2.
19	Id.	35 ans.	Id.	6 centimètres 1/4.

Dans ce premier tableau, nous avons pris nos mensurations sur des cadavres couchés, à l'exception d'un seul cas : l'âge a été mis approximativement, et nous avons indiqué, d'après les signes de grossesse antérieure que l'on retrouve presque toujours, si la femme avait accouché, n'ayant pas de renseignements sur le nombre des grossesses. Les trois derniers faits ont été pris après la congélation des cadavres. Sur un total de dix-neuf femmes, nous avons obtenu comme distance moyenne du col de l'utérus à la vulve, 6 centimètres 1 millimètre : la plus grande longueur étant représentée par 9 centimètres, et 3 centimètres pour la plus petite.

Le tableau suivant a été composé avec les notes qui ont été recueillies avec beaucoup d'exactitude par MM. Lesouef, Dieuzaide et Diard, internes à l'hôpital de la Pitié. Sur un total de quinze cas, nous avons obtenu comme moyenne, 6 centimètres 8 millimètres, la mensuration la plus longue ayant été de 8 centimètres et la plus petite de 5 centimètres et demi. Les femmes ont été examinées dans la position couchée.

Distance du col de l'utérus à la vulve sur le vivant.

Nos.	Age.	Grossesses.	Examen après l'accouchement.	Mensuration.
1	22 ans.	1	2 mois 1/2.	7 centimètres.
2	30 ans.	2	3 ans.	7 centimètres.
3	25 ans.	0	»	7 cent. 8 mill.
4	37 ans.	4	3 ans.	7 cent. 7 mill.
5	34 ans.	0	»	7 centimètres.
6	35 ans.	3	»	7 centimètres.
7	50 ans.	1	»	8 centimètres.
8	52 ans.	2 fausses.	»	8 centimètres.
9	40 ans.	0	»	7 centimètres.
10	23 ans.	1	»	7 centimètres.
11	39 ans.	0	»	7 centimètres.
12	60 ans.	20 !	»	5 centimètres 1/2.
13	48 ans.	8	»	7 centimètres.
14	20 ans.	0	»	7 centimètres 1/2.
15	33 ans.	0	»	6 centimètres.

HOSPICE DE LA MATERNITÉ. — Observations recueillies dans les services de MM. DANYAU et BÉRAUD et de Mme ALLIOT, par Mlle BERTIN, aide sage-femme.

Distance du col de l'utérus à la vulve après l'accouchement.

Nos.	Age.	Nombre des grossesses.	Accouchement.	Époque de l'examen.	Mensuration.
1	25 ans.	1	Naturel.	1er jour.	6 centimètres.
2	32 ans.	1	Id.	4e jour.	4 centimètres 1/2.
3	26 ans.	2	Id.	7e jour.	6 centimètres.
4	19 ans.	1	Id.	6e jour.	6 centimètres 1/2.
5	20 ans.	1	Id.	1er jour.	7 centimètres.
6	26 ans.	3	Id.	6e jour.	6 centimètres.
7	16 ans.	1	Id.	6e jour.	6 centimètres.
8	27 ans.	1	Id.	6e jour.	6 centimètres.
9	21 ans.	1	Id.	5e jour.	5 centimètres 1/2.
10	27 ans.	1	Id.	3e jour.	5 centimètres.
11	21 ans.	1	Id.	4e jour.	7 centimètres.
12	23 ans.	1	Id.	7e jour.	6 centimètres.
13	20 ans.	1	Id.	1er jour.	4 cent. 70 mill.
14	23 ans.	1	Id.	8e jour.	5 centimètres 1/2.
15	30 ans.	3	Id.	8e jour.	5 centimètres.
16	27 ans.	1	Id.	3e jour.	5 centimètres 1/2.
17	23 ans.	2	Id.	17e jour.	5 centimètres.
18	28 ans.	1	Id.	18e jour.	5 centimètres.
19	19 ans.	1	Id.	9e jour.	6 centimètres.
20	26 ans.	2	Id.	4e jour.	6 centimètres.
21	32 ans.	2	Id.	2e jour.	6 centimètres.
22	23 ans.	2	Id.	11e jour.	6 centimètres.
23	22 ans.	2	Id.	5e jour.	6 centimètres.
24	23 ans.	2	Accidentel.	2e jour.	6 centimètres 1/2.
25	30 ans.	2	Id.	3e jour.	5 centimètres.

Je dois ce tableau à l'obligeance de mon collègue et ami M. le docteur Béraud, qui l'a recueilli dans son service et dans celui de M. Danyau, à l'hôpital de la Maternité. Les mensurations qu'il représente offrent un grand intérêt, parce qu'elles ont été recueillies quelques jours seulement après l'accouchement; les malades ont été observées dans la position couchée. Sur un total de vingt-cinq observations, nous avons trouvé comme moyenne de la distance du col de l'utérus à la vulve, 5 centimètres 8 millimètres, la plus grande longueur ayant été de 8 centimètres, et la plus petite de 4 centimètres et demi.

Nous ne voulons, dans ce moment, tirer d'autres conclusions de ces tableaux que celles que nous ont données leurs mensurations moyennes pour la distance du col de l'utérus à la vulve, à savoir : 6 centimètres 1 millimètre sur le cadavre, 6 centimètres 8 millimètres sur le vivant, et 5 centimètres 8 millimètres sur le vivant immédiatement après l'accouchement.

Nous avons insisté trop longuement peut-être sur cette distinction de la chute de l'utérus des autres formes de déplacement de cet organe, mais il était important de bien circonscrire notre sujet, et pour traduire le texte même de notre question, nous définirons la chute de l'utérus, le déplacement d'une partie ou de la totalité de l'organe entraîné au dehors à travers l'orifice vulvaire.

DÉNOMINATIONS.

Il n'est pas de maladie qui n'ait reçu autant de noms divers que la chute de l'utérus : les auteurs ont donné pour ainsi dire à chaque forme, à chaque signe de cette affection, un nom différent pour les distinguer, il est donc nécessaire d'en faire connaître la synonymie.

Les médecins grecs employaient les noms de Ἔκπτωσις τῆς ὑστεράς, de πρόπτωσις, de καταῤῥοπίη τῆς μητρῆς.

Les auteurs de l'ancienne et de la basse latinité ont multiplié ces dénominations ainsi : *uteri procidentia*, *decidentia*, *prolapsus*, *descensus*, *exitus*, *egressus* sont synonymes. Les Arabes, traduisant une expression d'Hippocrate, ont employé le nom de *præcipitatio matricis*.

Dans les auteurs français, nous trouvons les expressions de chute, procidence, descente, relaxation, précipitation, abaissement de la matrice, de hystéroptose, métrocèle.

Toutes ces dénominations ont le même sens que celles employées par les Allemands : *Vorfall*, *dislocationen der Gebarmutter*, *Mutterausfall*, *Muttervorfall ;* par les Hollandais, *Mitzinking der Baarmoeder ;* par les Anglais, *Downfalling of uterus ;* par les Italiens, *Isteroptosi;* par les Espagnols, *Histeroptosis*.

HISTORIQUE.

Les anciens, qui avaient des notions peu précises sur l'anatomie des organes internes, ont confondu longtemps une foule de maladies très différentes sous ce nom générique de chute de l'utérus. Tout ce qui venait faire hernie à l'ouverture de la vulve, les maladies mêmes de cette région, étaient rangées par eux dans le même groupe. Nous en indiquerons les principales. Ainsi, les corps fibreux, les polypes, les môles, les tumeurs du vagin, telles que le cystocèle, les kystes, les polypes, le rectocèle, l'hermaphrodisme, les tumeurs du clitoris, etc.

D'autre part, un certain nombre de pathologistes anciens ont rejeté l'existence et même la possibilité de la chute de l'utérus.

Nous avons cherché à retrouver dans ces principaux auteurs les faits qui avaient rapport spécialement à la chute de l'utérus : en voici le tableau.

Hippocrate parle longuement dans son *Traité des maladies des femmes*, de la sortie de la matrice de la vulve, il donne d'excellents conseils pour traiter cette affection dès son début, car, dit-il, avec le temps cette maladie devient incurable. Mais dans beaucoup de passages il parle de cette chute à la suite des couches et semble confondre le déplacement avec le renversement. (*De morbis mulierum*, lib. II, cap. XXXVII.)

Doit-on remonter aussi jusqu'à Aristote pour trouver une indication de la chute de l'utérus? Cet auteur parle d'une espèce de mouvement actif de la matrice qui descend et qui remonte dans les phénomènes de la génération. C'est à lui qu'on doit cette idée bizarre qui s'est propagée jusqu'au moyen âge de l'espèce d'horreur de la matrice pour les mauvaises odeurs ; aussi tous les anciens médecins employaient-ils des médicaments fétides pour faire rentrer la matrice sortie du vagin. Dans un passage il conseille la grossesse dans le cas où l'utérus resterait abaissé. (*Hist. anim.*, lib. VII, cap. II.)

Celse réunit dans un même chapitre les procidences de l'anus, de la matrice et du vagin, ou du moins il emploie l'expression un peu vague d'*os vulvæ;* et dans différents autres passages d'*uterus matris*, *naturalia*. Il conseille pour cette affection les lotions astringentes; il donne les mêmes moyens qu'Hippocrate pour maintenir les parties réduites. (Celse, lib. VI, chap. XVII, § 10.)

Arétée paraît avoir décrit la chute du vagin dans ce passage : *Nonnunquam integra vulva de sua sede egreditur.* La chute incomplète de l'utérus, facilement réductible, est bien rendue dans cette phrase, dans laquelle on retrouve la tradition d'Aristote : *Nonnunquan uteri osculum solum ad cervicem usque procidit sed rursum intro se recipit, si uterus suffimenta mali odoris olfaciat.* (Arétée, *De causis et signis acutorum morborum*, lib. II, cap. XI.)

Aétius nous fait connaître, d'après Soranus d'Éphèse

et Philumène, les opinions des auteurs anciens sur la chute de la matrice : il décrit l'abaissement proprement dit dans le vagin, et n'admet pas qu'elle puisse tomber complétement, comme le prétendaient quelques-uns de ses contemporains. (*Tetrab.*, serm. IV, ch. XXIV.)

Paul d'Égine copie à son tour les opinions d'Aétius, et donne des conseils sur le traitement, la réduction et l'emploi des pessaires de laine chargés d'astringents dans le vagin. Il conseille l'ablation de la matrice s'il survient des accidents de gangrène, et il cite un cas dans lequel tout l'utérus gangrené a été enlevé, et cependant la femme a guéri. Enfin il décrit sous le nom de *cercosis* une excroissance charnue de l'orifice de la matrice remplissant la partie sexuelle et se prolongeant parfois en dehors ; il propose l'amputation de même que pour le clitoris. On peut voir dans cette description une hypertrophie du col de l'utérus tombé au dehors de la vulve. (*Chirurgie*, liv. VI, ch. LXX.)

Les arabistes admettaient la chute complète de la matrice. Avicenne regarde le relâchement des ligaments comme pouvant, dit-il, laisser tomber la matrice en bloc, mais il confond avec ce vrai déplacement le renversement du fond de l'organe qui survient à la suite de l'accouchement par la sortie subite du fœtus ou par des tractions trop fortes sur le placenta. (*De matricis exitu et pulsione*, lib. III, cap. XXI.)

Le plus célèbre des arabistes, Guy de Chauliac, reproduit le chapitre de Celse sur la sortie de la matrice et du boyau cullier hors de leur place : sa thérapeutique consiste dans la réduction de la tumeur et dans l'emploi de topiques astringents. (*La grande chirurgie*, traité VI, *des maladies de la matrice.*)

Ambroise Paré a écrit un chapitre fort complet sur la descente de la matrice, dans lequel il se montre bon observateur et praticien original. Au point de vue de l'étiologie et de la nature de la maladie, il rapporte les opinions des anciens, mais il nous fait connaître une innovation très importante dans le traitement, je veux parler des pessaires permanents que Mathieu de Gradi avait déjà conseillés pour le prolapsus utérin, un siècle auparavant. Quant à l'extirpation de la matrice prolapsée, Bérenger de Carpi en avait donné trois observations; mais il est difficile de savoir quelle était exactement la lésion pour laquelle cette opération a été faite, et si la totalité de l'organe a été enlevée. A. Paré réunit aussi la précipitation et la perversion de la matrice, c'est-à-dire son renversement. « Cette maladie advient, dit-il, quand la matrice est hors de son propre lieu ou qu'une grande partie d'icelle sort du tout hors de son col. » (Ambroise Paré, *De la précipitation ou perversion de la matrice*, livre *De la génération*, chap. XLVII, XLVIII, XLIX, édit. Malgaigne.)

Guillemeau a décrit deux degrés de prolapsus utérin, c'est-à-dire la descente et la précipitation, et séparément le renversement. Il établit surtout le diagnostic avec les polypes de la matrice, et donne une description générale plus complète que celle de ses prédécesseurs. (*Œuvres de chirurgie*, liv. I, chap. IV.)

Franco emprunte aux anciens la plus grande partie de sa description sur la précipitation ou chute de la matrice. (*Traité des hernies*, chap. XCIL.)

Fabrice d'Aquapendente divise la chute de la matrice en trois degrés : le dernier comprend la chute complète au dehors des parties génitales externes. Au milieu de moyens empiriques qu'il préconise, on trouve de sages préceptes sur le traitement de cette affection. Il conseille d'abord la réduction, puis le maintien de l'utérus ainsi replacé par différents bandages et la position au lit, sans faire mention d'aucune opération sanglante. (*Œuvres chirurgicales*, part. II, chap. LXXXV.)

Paul Barbette confond la chute et le renversement de l'utérus, mais il semble distinguer la chute du vagin, que ceux qui ignorent la chirurgie, dit-il, ont pris pour la matrice même. Il emploie une bougie de cire recouverte de médicaments pour maintenir la matrice réduite. (*Œuvres chirurgicales*, chap. VIII.)

Ruysch nous a donné trois observations et une planche de chute de la matrice Dans l'un de ces faits, il y eut autopsie; mais une opération qui venait d'être pratiquée avait enlevé tout l'utérus par la ligature. Il donne de très mauvais conseils sur le traitement de cette affection, ne voulant qu'on réduise la tumeur que lorsqu'elle est ancienne ou ulcérée. (Ruysch, *Obs. anat. et chir.*, 1734, obs. 7, 25.)

Manget, prenant part à la discussion qui régnait de son temps, sur la possibilité de l'existence des chutes de la matrice, en rapporte plusieurs observations d'après les auteurs. Il distingue surtout la chute du vagin qu'on a confondue avec celle de la matrice, en montrant la fréquence de cette lésion quand l'utérus est entraîné au dehors. (*Biblioth. chir.*, *De procidentia uteri*, lib. XVIII.)

Saviard, dans plusieurs observations avec autopsie de chute de l'utérus, a fait connaître les changements de situation de cet organe; il a surtout combattu les auteurs, tels que Job a Meckren, Henricus van Roonhuysen, Theodoricus Kerkrengius, Johannes van Horn, La Motte, qui refusaient d'admettre la chute de la matrice, et en particulier son contemporain Verduc qu'il a forcé d'assister à une autopsie pour le convaincre, en présence de Du Verney et de tous les élèves de son hôpital. (Saviard, *Obs. chirurg.*, p. 40 et suiv., 1693.)

Verduc fut l'un des adversaires les plus tenaces contre

l'existence de la chute de l'utérus qu'il regardait comme une chose hors nature d'après les anciens. Il s'appuyait sur plusieurs autopsies, dans lesquelles on trouva des relâchements du vagin ou des tumeurs volumineuses du col au lieu de la chute de l'organe, comme on l'avait diagnostiquée pendant la vie. A part leur dénomination, ces faits sont importants à noter, parce qu'ils montrent pour la première fois une étude exacte anatomo-pathologique de ces lésions. (*Traité de pathologie et de chirurgie*, chap. XLII, 1694.)

Morgagni nous a conservé plusieurs observations de chute de l'utérus; mais on est étonné de ne trouver dans son ouvrage qu'une seule autopsie de cette affection qui n'est pourtant pas rare. Chez une vieille femme, il trouva que la partie supérieure du fond de l'utérus occupait un siége un peu plus bas que dans l'état naturel: le vagin était renversé, et renfermait le col de l'utérus qui était devenu beaucoup plus long qu'à l'ordinaire. A l'occasion de ce fait, l'auteur donne une théorie sur l'allongement du col de la matrice par le poids du vagin ainsi renversé, tout en admettant que dans d'autres cas le poids de l'utérus puisse être à son tour une cause de chute de l'organe. Il mentionne la fréquence de la chute du vagin, et met en garde les médecins contre l'erreur assez commune qu'ils commettent, en la confondant avec une chute de matrice. Cependant, pour désigner ces deux déplacements, Morgagni emploie les mots de *descensus* pour la matrice, et de *prolapsus* pour le vagin. (*De morbis ventris*, epist. XLV, 1704.)

Mauriceau, dans sa description de la descente et de la chute de la matrice, donne une excellente définition de ces deux états : la descente est quand la matrice s'abaisse et descend seulement sans sortir, et la chute est quand elle tombe entièrement dehors. Il admet ensuite une chute simple et une chute compliquée de renversement du fond de l'utérus. Comme causes, il accuse la déchirure des ligaments, et décrit bien complétement la symptomatologie. (*Traité des maladies des femmes grosses*, chap. VI, 1721.)

Puzos traduit les expressions employées par les anciens : le relâchement et la descente de la matrice. Il consacre toute sa description au premier de ces deux états. A peine parle-t-il de la descente dont le caractère est la présence du col de la matrice aux grandes lèvres et quelquefois au dehors. (*Traité des accouchements*, chap. I, 1759.)

Astruc, après avoir combattu les idées des médecins qui refusaient d'admettre les chutes de la matrice, affection qu'il regardait comme assez commune, établit trois degrés pour cette affection : premier degré, commencement de descente; deuxième degré, descente incomplète; troisième degré, descente complète, quand l'utérus apparaît au delà des parties génitales externes. Mais il avance une erreur bien grossière pour le renversement du vagin qui accompagne ces descentes de matrice : il pense que la tunique interne seule de ce conduit peut être entraînée au dehors. (*Traité des maladies des femmes*, t. III, 1761.)

De la Motte parle d'abord de la relaxation et de la descente; dans ce dernier degré, le col de la matrice sort plus ou moins de la vulve; dans le chapitre suivant, il fait mention du renversement et de la chute complète. Il admet le relâchement des ligaments : sa description n'est pas méthodique. (*Traité d'accouchement*, t. II, cap. XII, 1765.)

Heister décrit les chutes de matrice et s'attache surtout à donner des observations pour combattre l'opinion qui régnait encore parmi beaucoup de chirurgiens qui les prétendaient impossibles et absolument contraires à la nature. Lorsque l'utérus tombe seulement dans le vagin, ce n'est qu'une chute imparfaite, ou descente; mais s'il tombe tout à fait hors de la vulve, c'est proprement ce qu'on appelle chute de matrice. Il la distingue de la chute du vagin tout en répandant cette erreur, d'après Widmann, que la tunique interne seule de ce conduit a pu se renverser au dehors. (*Instit. de chir.*, tome IV, chap. CLVII.)

Sabatier, dans son mémoire sur les déplacements de la matrice et du vagin, admet, pour la première de ces affections, trois degrés, la relaxation, la descente et la chute ou précipitation. Dans les deux premiers degrés, la matrice est dans le vagin. Il décrit très exactement le troisième degré ou chute, avec entraînement du vagin, de la vessie, et même des viscères abdominaux. (*Mém. de l'Acad. roy. de chir.*, t. III.)

Levret, dans trois mémoires publiés dans le journal de Roux, pour 1773, a fait une étude très complète des différents déplacements de la matrice. Dans son troisième mémoire il fait connaître une lésion toute nouvelle, qu'il désigne sous le nom d'allongement considérable du col de la matrice, d'après une observation qui lui avait été communiquée par Hoin, de l'Académie royale de chirurgie, observation intéressante dont Sabatier avait bien peu profité dans son mémoire sur les déplacements de ces mêmes organes, puisqu'il avait omis des détails très importants que Levret a rétablis. Dans ce mémoire, le célèbre accoucheur décrit de la manière la plus précise cette nouvelle lésion de la matrice, à savoir l'allongement considérable du col, sans que le corps de l'organe y ait presque part. Il différencie avec la plus grande justesse cette nouvelle lésion de la descente complète de la matrice par la mensuration de la cavité utérine qui, dans l'allongement du col, donne 6 à 8 pouces et quelquefois plus, tandis que dans la descente ordinaire elle ne va guère au delà de 2 pouces. (*Remarques sur les déplacements de la matrice* [*Journal de méd. chir.* M. A. Roux, 1773, t. XL].)

Hévin, comme la plupart des auteurs didactiques qui l'ont précédé, place la chute de la matrice à la suite de sa description sur les hernies. Il admet deux degrés : dans le premier, la matrice est descendue dans le vagin, c'est la chute incomplète ; dans le second, elle est sortie de la vulve, soit en totalité, soit en partie, c'est la chute complète. Il expose ensuite très méthodiquement les signes de cette affection. (*Cours de pathol. chirurg.*, p. 439, 1785.)

Lassus regarde la descente et la chute de la matrice comme deux degrés d'une même maladie. Il la range dans les déplacements de l'utérus, à la suite des hernies. (*Pathol. chir.*, t. II, chap. LXXXII.)

Boyer décrit, parmi les vices de situation de la matrice, la descente de cet organe ; il n'indique que par les dénominations de relâchement, de descente proprement dite, de chute ou de précipitation, les différents degrés de cette affection dont il trace la description d'après les auteurs du siècle précédent. (*Traité des mal. chirurg.*, 5e édit., t. V, p. 843.)

Delpech regarde le prolapsus utérin comme un déplacement produit par l'action de la masse intestinale qui presse sur le fond de l'organe, mais il laisse entrevoir que cette cause n'est pas toujours suffisante. Il fait jouer un grand rôle au relâchement des parties molles du bassin, du périnée et spécialement de la vulve, à l'exclusion des ligaments, dont il n'admet pas le relâchement pathologique, regardant cette laxité comme une condition physiologique de leur tissu. Les deux degrés qu'il admet correspondent à la descente de la matrice dans le vagin, et à sa sortie, en partie ou en totalité, à travers la vulve. (*Des maladies réputées chirurg.*, 1816, t. II, p. 556.)

Richerand place dans un même chapitre tous les déplacements de la matrice; pour lui, la descente, la chute et la précipitation ne sont que trois degrés de la même maladie. (*Nosographie chirur.*, 5e édit., t. IV, p. 70, 1821.)

La plupart des traités d'accouchements du commencement de ce siècle parlent incidemment de la chute de l'utérus; leur description, empruntée aux traités de chirurgie, ne présente rien d'original.

Boivin et Dugès ont étudié cette lésion d'après des faits assez nombreux. Ils admettent trois degrés : 1° l'abaissement ou prolapsus commençant, la matrice descend dans le vagin; 2° descente proprement dite ou semi-prolapsus, le museau de tanche vient saillir à la vulve; 3° chute ou précipitation, prolapsus complet, le viscère a franchi la vulve. Ces deux auteurs ont bien insisté sur les changements de direction que prend l'utérus à mesure qu'il descend dans le vagin et qu'il sort au dehors, ils combattent l'opinion trop exclusive qui place dans le relâchement du vagin et du plancher périnéal la cause de la descente de cet organe; ils font jouer un rôle important à l'action des ligaments suspenseurs de l'utérus; ils établissent une espèce de gradation dans la résistance pathologique des ligaments. Les ligaments larges, replis membraneux, ne peuvent guère retenir l'utérus en haut; les cordons sus-pubiens pourront s'opposer seulement à un abaissement considérable à cause de leurs courbures qui leur permet un certain déplacement. Au contraire, les cordons utéro-sacrés s'étendent d'abord, puis s'atrophient, s'effacent et disparaissent quand l'utérus est entraîné en bas. Enfin, ils signalent plusieurs cas de chute complète, mais avec une certaine brièveté de détails.

Quant à l'anatomie pathologique, il faut la chercher dans une seule observation avec autopsie.

Chélius est certainement l'auteur qui nous donne la définition la plus nette de ce qu'on doit entendre par le mot chute de l'utérus. « On appelle chute d'un organe, dit-il, sa sortie partielle ou complète hors de sa cavité, en sorte qu'il se trouve en contact immédiat avec l'air extérieur, et c'est ce dernier point qui le distingue des hernies. Il réunit dans un même chapitre les chutes de la matrice, du vagin, du rectum. Puis, décrivant les deux degrés du prolapsus utérin, il ne suit plus rigoureusement sa définition en réunissant les chutes proprement dites et la descente de la matrice dans le vagin. Il admet comme une des causes générales, les altérations du tissu de l'organe lui-même. » (*Traité de chirurgie*, t. I, p. 442.)

Si nous parcourons maintenant les principaux auteurs contemporains, nous allons y trouver une étude plus complète, et surtout des documents importants sur l'anatomie pathologique et le traitement de la chute de l'utérus, questions qui avaient été très négligées jusqu'à ce jour.

Dans son grand ouvrage d'anatomie pathologique, M. le professeur Cruveilhier a donné deux planches représentant cette maladie. Dans les réflexions qui accompagnent les observations, il fait remarquer l'allongement que subit l'utérus, surtout aux dépens de son col, le corps pouvant éprouver un très léger déplacement : il compare ces faits avec celui déjà reproduit par M. le professeur J. Cloquet dans sa thèse sur les généralités de la pathologie chirurgicale, et il montre leur grande ressemblance. La formation du cystocèle, la déviation du canal de l'urèthre, la disposition des poches péritonéales qui se sont formées dans le vagin renversé, tous ces faits sont démontrés avec la plus grande lucidité. (*Anatomie pathol. du corps humain*, liv. XVI et XXVI, 1829-1842.)

M. le professeur P. Dubois n'admet que deux degrés dans la chute de l'utérus : dans le premier degré, l'utérus n'a pas encore franchi le détroit inférieur, chute incomplète; dans le second, l'organe est totalement hors du bassin, chute complète. L'allongement du col de l'utérus est indiqué comme se rencontrant plus souvent aux dépens de la lèvre antérieure du museau de tanche. Ce savant observateur admet une modification du côté des ligaments utéro-sacrés dans le phénomène initial de l'abaissement de l'utérus, et il rejette complétement cette théorie du renversement du vagin comme cause première de l'entraînement de l'utérus. (P. Dubois et Désormeaux, *Chute de l'utérus*, *Diction.* en 30 volumes.)

Différentes méthodes opératoires ont été créées par M. le professeur Velpeau pour amener la cure radicale de la chute de l'utérus; je mentionnerai ici la cautérisation de la muqueuse vaginale par le fer rouge, et un procédé particulier d'avivement et de résection de cette même muqueuse. (*Médecine opératoire*, 1839, t. IV, p. 336.)

Dans un mémoire sur le cystocèle vaginal, M. le professeur Malgaigne a montré la relation fréquente qui existait entre cette affection et la chute de l'utérus. La statistique qu'il en a donnée permet d'établir la rareté du cystocèle simple. (*Journal de chirurgie*, 1843.) Dès 1837, le professeur de médecine opératoire avait proposé une méthode d'oblitération partielle de la vulve pour contenir l'utérus, méthode qui a été reprise et perfectionnée par les chirurgiens anglais. (*Manuel de médecine opératoire*, 1re édit., p. 718.)

Les nombreuses opérations pratiquées sur les organes génito-urinaires par l'auteur de la *Chirurgie plastique* ont eu souvent rapport à la chute de l'utérus et aux déplacements vaginaux. (*Chir. plast.*, 1849, t. II, p. 240.) M. le professeur Jobert (de Lamballe) a proposé d'unir la cautérisation à l'incision dans le traitement du cystocèle vaginal qui complique toujours la chute de l'utérus. (*Mém. de l'Acad. de méd.*, 1840, t. VIII.) Dans ses leçons cliniques à l'Hôtel-Dieu, il a exposé d'une manière didactique les phénomènes principaux et le traitement de cette affection. (*Union médicale*, 1858.)

Une méthode nouvelle pour la cure radicale de la chute de l'utérus a été proposée par M. le professeur Laugier; c'est la méthode de la cautérisation de la muqueuse vaginale par les caustiques, en particulier par le nitrate acide de mercure. Le chirurgien de l'Hôtel-Dieu a pratiqué plusieurs fois cette opération qui a donné naissance à un grand nombre de procédés, destinés à rétrécir le vagin par la formation d'un nouveau tissu cicatriciel jouissant d'une plus grande rétractilité.

Le *Traité de pathologie chirurgicale* de M. le professeur Nélaton donne comme caractère pathognomonique de la maladie que l'on désigne sous le nom de *chute de l'utérus*, l'abaissement de tout l'organe. Il repousse complétement les opérations graves qui ont été récemment proposées contre cette affection, et nous fait connaître plusieurs faits de guérison obtenue par l'application de serres-fines sur le vagin. (Nélaton et Jamain, *Path. chir.*, t. V, p. 740.)

M. le professeur Richet, en 1856, a institué des expériences sur le cadavre pour établir le rôle des ligaments de l'utérus dans la statique de cet organe. Pour ce qui regarde l'abaissement et la chute de la matrice, il a montré l'importance des replis péritonéaux qui tapissent l'excavation pelvienne, se réfléchissent sur l'utérus, et le maintiennent quand il vient à se déplacer en bas, conjointement avec les ligaments utéro-sacrés. Il refuse au vagin et à l'aponévrose périnéale supérieure toute espèce de participation comme moyen de fixité de l'utérus. (*Anatomie médico-chirurgicale*, 2ᵉ édit., p. 817.)

Scanzoni ne traite pas de l'abaissement. Dans la chute de matrice, cet organe dépasse la vulve en totalité ou en partie. Dans le premier cas, on dit la chute complète ; dans le second, elle est incomplète. Il nous fait connaître avec le plus grand soin : dans l'anatomie pathologique, l'inversion du col de l'utérus, l'hypertrophie du parenchyme de l'organe qu'il attribue à un engorgement chronique ; dans le traitement, les nouveaux instruments destinés à maintenir l'utérus réduit, et les résultats de ses opérations anaplastiques pour la cure radicale de cette chute de l'utérus. (*Traité des maladies des organes sexuels de la femme*, trad., 1858, p. 103.)

M. Becquerel, médecin de l'hôpital de la Pitié, a classé l'abaissement de l'utérus en trois degrés : dans le dernier degré, le col a franchi la vulve. Il considère cette affection comme idiopathique ou primitive lorsqu'il n'y a pas encore de complication ; ou bien l'affection est symptomatique, et dans ce cas il est consécutif à d'autres lésions de l'utérus. Cette division, éminemment pratique, a une grande importance pour le traitement. (*Traité clinique des maladies de l'utérus*, 1859, t. II, p. 284.)

Dans ses leçons cliniques sur les maladies de l'utérus, M. Aran a réuni dans une description générale tous les déplacements de cet organe. Il étudie l'abaissement de l'utérus, depuis le déplacement simple jusqu'à la chute complète. En suivant cette évolution, il a fait plusieurs observations nouvelles : ainsi l'allongement constant de la cavité utérine fait que l'on peut vérifier, en mesurant la cavité après avoir replacé l'utérus dans sa situation dans le bassin, la déformation du périnée et en particulier l'amincissement de la cloison recto-vaginale, disposition qui contribue à faire progresser la chute de la matrice; enfin il a préconisé un nouveau traitement de contention de l'utérus dans le vagin par l'infibulation, méthode qui repose encore sur un trop petit nombre de faits pour pouvoir être appréciée. (*Leçons cliniques sur les maladies de l'utérus*, 1860, p. 1017.)

M. Nonat, médecin de l'hôpital de la Charité, regarde le déplacement de l'utérus en bas comme une lésion mécanique. Sa chute ou prolapsus complet constitue le troisième degré de sa classification; dans le second degré, le museau de tanche fait déjà saillie à la vulve. Il étudie dans deux chapitres distincts les phénomènes que peut présenter l'utérus abaissé lorsqu'il est dans l'état de vacuité ou dans l'état de gestation, et donne une assez grande importance au traitement chirurgical. (*Maladies de l'utérus*, p. 441, 1860.)

Enfin, dans un mémoire extrêmement remarquable, résultat de quinze années de laborieuses et consciencieuses recherches, M. Huguier, chirurgien de l'hôpital Beaujeon, a décrit et fait connaître une forme particulière de lésion organique de l'utérus, limitée à son col, mais pouvant siéger dans deux régions spéciales de cette partie de l'organe, affection qu'il a désignée sous les noms d'allongement hypertrophique de la portion sus-vaginale et de la portion sous-vaginale du col utérin. Dans ce beau travail, M. Huguier a considéré l'altération organique de l'utérus comme la lésion principale; pour lui, la sortie de l'organe du bassin n'est qu'un phénomène secondaire, et il s'est attaché surtout à montrer l'erreur dans laquelle sont tombés les auteurs qui avaient méconnu cette lésion, et qui ont confondu la chute de tout l'utérus avec une altération d'une très petite partie de l'organe. (*Sur les allongements hypertrophiques du col de l'utérus*, avec 13 planches; *Mémoires de l'Académie de médecine*, t. XXIII, 1859.)

Nous serions entraîné trop loin si nous voulions donner une analyse complète de tout ce travail. Nous lui emprunterons beaucoup pour ce qui a rapport seulement à la chute de l'utérus, en tenant compte des observations savantes présentées par M. Depaul dans la discussion soulevée sur cette question à l'Académie de médecine, et des articles si remarquables et si judicieux d'histoire et de critique publiés sur cette question par M. Verneuil. (*Gazette hebdomadaire*, 1859.)

J'ai donné aussi complétement que possible les opinions principales des auteurs didactiques qui ont traité de la chute de l'utérus. Il m'était impossible de citer même les noms de ceux qui nous ont transmis des observations sur cette affection, le nombre en est trop considérable, on en trouvera une liste assez étendue dans les deux Mémoires de Meissner et de Hendriksz sur le prolapsus utérin.

DIVISIONS.

Nous ne reproduirons pas ici toutes les divisions que les auteurs nous ont données sur la chute de l'utérus : leur classification n'étant pas basée sur l'anatomie pathologique, leur examen anatomo-physiologique des malades étant fait d'une manière incomplète, non-seulement ils ont confondu les différentes formes de cette affection, mais ils ont admis certains états de déplacement qui n'existaient pas. Ainsi, pour eux rien n'était plus fréquent que la chute complète de l'utérus, tandis qu'aujourd'hui on peut à peine en rencontrer quelques exemples authentiques dans la science, fait mis en lumière par M. Huguier.

Considérant la chute de l'utérus comme une affection dans laquelle le déplacement d'une partie ou de tout l'organe est le phénomène principal, nous pouvons la séparer en deux grandes classes : la chute sera *complète* ou *incomplète*. Dans le premier cas, tout l'organe sera sorti au dehors des parties génitales externes, au delà de la vulve ; dans le second cas, une partie seulement de l'utérus sera expulsée au dehors.

Cette division est simple et facile à comprendre ; elle est assez généralement adoptée, quoique très souvent faussement interprétée. Faute de reconnaître exactement le rapport des parties prolapsées, on décrit très souvent comme chute complète de l'utérus des cas dans lesquels une grande partie de l'organe, le corps tout entier, est encore renfermé dans la cavité pelvienne, comme M. Huguier l'a démontré si souvent. Cela tient-il à ce qu'on n'a pas bien précisé les limites exactes qui séparent cette chute complète de la chute incomplète?

Les uns admettent comme limite inférieure de la cavité pelvienne le détroit inférieur : toutes les fois que l'utérus aura dépassé une ligne étendue de la partie inférieure de la symphyse pubienne au sommet du coccyx, la chute sera complète. Telle est l'opinion de M. Paul Dubois : la chute sera complète lorsque l'utérus aura franchi le détroit inférieur. (Paul Dubois, *Dict. de méd.*, t. XXX.) D'autres, au contraire, admettent l'ouverture vulvaire à la base des grandes et des petites lèvres comme limites inférieures du vagin, et avec cette donnée il est bien facile de constater si la tumeur a dépassé cette ouverture ou si elle se continue encore dans le vagin ; en un mot, de distinguer la chute complète dans le premier cas, de la chute incomplète dans le second. Faute d'avoir noté tous ces rapports, une foule d'observations sont perdues pour la science, et ce n'est pas le moindre mérite de M. Huguier d'avoir protesté contre cette négligence d'observation, et d'avoir forcé les anatomo-pathologistes modernes à reconnaître la véracité de ses assertions contre celles qui avaient cours jusqu'alors dans la science.

Tout en conservant cette division que je viens de mentionner, les recherches modernes sur l'anatomie et la pathologie de l'utérus permettraient, je pense, d'établir une division plus physiologique de cette affection.

Au point de vue anatomique, le col et le corps de l'utérus présentent des différences tranchées dans leur structure intime, de même, au point de vue physiologique, la cavité utérine du corps présente des phénomènes complétement distincts de ceux qui se passent dans le col : en pathologie, nous voyons une séparation tout aussi distincte, les affections qui se développent dans le col respectant le plus souvent le corps de l'organe qui reste tout à fait étranger aux maladies de cette première région.

Mais il ne faut pas exagérer, en regardant cette distinction comme établissant une séparation complète, infranchissable, entre les lésions pathologiques des deux parties de l'utérus ; il faut admettre le plus souvent un retentissement des affections d'une région sur l'autre, et pour rester dans notre sujet, où nous prendrons cet exemple, nous montrerons que, dans la chute de l'utérus, le phénomène du déplacement de l'organe se montre à la fois à un degré plus ou moins considérable sur les deux portions de l'utérus.

En compulsant un grand nombre d'observations de chute de l'utérus, j'ai été frappé de la séparation bien distincte qui existait dans la plupart des faits, les uns ayant rapport seulement à la chute du col, et ce sont les plus nombreux; les autres, plus rares, dans lesquels le corps a participé à la lésion. Cette distinction si tranchée entre le déplacement du col et celui du corps, se retrouve aussi pour les différentes parties du col lui-même. M. Huguier avait si bien observé ce fait, qu'il a établi une distinction radicale entre les deux affections qu'il a décrites dans son Mémoire, sous les noms d'hypertrophie sus-vaginale et d'hypertrophie sous-vaginale du col utérin.

Cette dernière division en chute du col et du corps de l'utérus permet mieux de saisir la distinction bien nette qui les sépare ; elle appelle tout de suite l'attention sur la position respective des deux parties de l'utérus ; elle force l'observateur à préciser tout de suite, autant que possible, leur rapport avec l'ouverture vulvaire. De plus, dans le premier cas, elle implique en elle-même l'idée d'une chute incomplète quand le col est seul tombé, tandis que la chute du corps peut répondre à la chute complète.

L'utérus peut abandonner la cavité pelvienne sous l'influence des causes variables, entraînant avec lui les organes voisins, sans présenter de lésions concomitantes, sans modifications profondes dans son tissu : on dit alors que la chute est simple pour le col ou pour le corps.

D'autres fois ce prolapsus n'est plus qu'un phénomène qui peut être subordonné à une lésion principale, qui vient se surajouter comme complication à la chute de l'utérus. Un renversement des parois utérines entraînées à travers le col, des tumeurs développées dans son tissu, la présence du produit de la conception dans la cavité utérine, ces différents états modifieront dans leur ensemble les phénomènes de la chute de l'utérus, et doivent être regardés comme des complications.

Avant de décrire les différents degrés, les différentes formes et variétés de la chute de l'utérus, nous sommes obligé de justifier la nouvelle division que nous voulons faire accepter. Et d'abord, la présence du col de l'utérus à travers l'ouverture vulvaire suffit-elle pour établir l'existence d'un déplacement de tout l'organe utérin?

Une opinion ancienne qui avait cours dans la science, regardait le fait de la sortie d'une portion du col hors de la vulve, comme le résultat d'un abaissement de tout l'utérus. Cette opinion a été controuvée par beaucoup d'auteurs, et l'examen attentif des cas leur a montré qu'il y avait presque toujours une lésion organique de ce col, une hypertrophie. Partant de ce fait bien observé, du reste, ils ont nié qu'il y eût dans ce cas chute de l'utérus, et la maladie a été classée dans les hypertrophies partielles de cet organe. Cette distinction entre le corps et le col utérins est-elle possible lorsqu'il s'agit d'un simple phénomène de déplacement ? Nous l'avons admise théoriquement pour établir notre division, et nous allons montrer que dans la plupart des cas dans lesquels les auteurs rejettent ce phénomène d'abaissement de la matrice, il a été observé.

Dans la dernière discussion de l'Académie de médecine sur ce sujet, MM. Huguier et Depaul ont complétement rejeté la manière de voir que nous venons d'adopter, l'un en accusant les chirurgiens d'avoir confondu cet état hypertrophique avec la chute de l'utérus, l'autre en montrant que ces mêmes auteurs l'avaient observé et distingué avec beaucoup de soin. Notons cependant que M. Depaul se plaît à constater que, de l'aveu même de M. Huguier, ces deux états existent assez souvent simultanément. (Depaul, *Observations à l'occasion du Mémoire de M. Huguier*, p. 10.)

Cette lésion hypertrophique qui, pour nous, peut être la cause de la chute du col de l'utérus, peut se faire dans toute la portion de cet organe renfermé dans le vagin ou dans celle qui le surmonte, hypertrophies que M. Huguier a si justement désignées sous le nom de *sous vaginale* et de *sus-vaginale*. C'est dans les observations qu'il faut rechercher les preuves de notre opinion.

M. Herpin, dans un mémoire sur l'allongement démesuré du col de l'utérus (*Gaz. méd.* 1856) rapporte deux faits. Dans le premier, chez une femme de quarante-deux ans ayant déjà eu un enfant, et enceinte de trois mois, le col utérin apparaissait entre les grandes lèvres, sa forme était cylindrique, il avait 6 centimètres de longueur ; le corps de la matrice était *peu descendu*, et il n'y avait pas de *procidence utérine*. Pour traitement on employa des astringents et le repos. Deux mois après l'accouchement, le col avait de nouveau franchi la vulve, et ce phénomène se produisait surtout dans la station verticale. J'ai donné exactement cette observation, en soulignant ce que l'auteur avait voulu démontrer et ce qu'il avait observé.

Dans le second fait, la sortie de la tumeur hors de la vulve eut lieu à cinquante ans, *à la suite d'un violent effort*. On constata l'existence d'une tumeur arrondie qui dépassait les grandes lèvres et qui était formée par le col utérin qui avait 6 centimètres de long. Le corps de l'utérus était dans sa situation normale.

Résumant les opinions de Désormeaux, Dugès et Boivin, sur ce sujet, M. Herpin admet que le col de l'utérus peut s'allonger au point de dépasser la vulve de quelques centimètres, sans déplacement bien prononcé de la matrice. Il suffit de jeter un coup d'œil sur les planches annexées à l'ouvrage de Boivin et Dugès, pour voir que dans tous les cas où l'allongement du col est assez considérable, le vagin est entraîné, ce qui vient à l'appui de ce fait de déplacement peu prononcé.

M. Huguier a rapporté un certain nombre d'observations sur cette hypertrophie du col dans sa région intra-vaginale, *hypertrophie sous-vaginale*, comme il la désigne.

Il fait voir que cette maladie a été confondue par les auteurs avec la chute de l'utérus. Voyons dans les cas où le col dépassait la vulve, si ce déplacement n'était pas général.

Dans la deuxième observation, le col avait la forme d'un œuf aplati, sa longueur était de 4 centimètres. On indique que tout était normal dans le reste de l'utérus, et cependant la tumeur était saillante à la vulve. M. Depaul a fait observer avec juste raison qu'il était difficile de ne pas admettre, dans ce cas, qu'il y avait en même temps un certain degré d'abaissement de tout l'organe.

Dans les observations V et VI, on voit que la réduction des tumeurs sorties à l'extérieur est très facile, que les efforts augmentent la chute, que la pesanteur a une action sur elle ; dans la station verticale, la tumeur apparaît, tend à sortir de la vulve ; la position horizontale la fait rentrer.

M. Follin a eu l'obligeance de me communiquer un fait d'opération d'amputation du col par évidement pour un prolapsus utérin. M. Huguier l'a considéré comme un cas d'hypertrophie sous-vaginale et l'a donné sous le titre de l'observation VII de son mémoire : la tumeur était sortie de la vulve à la suite d'un accès de toux ; le vagin était très court, le col utérin très long. On essaya d'abord du traitement de M. Desgranges sans succès ; M. Huguier fut consulté et constata lui-même un peu d'abaissement de l'utérus.

Dans un autre fait dont M. Broca m'a transmis l'observation et que j'ai rapporté plus loin à l'occasion de ce fait remarquable du retrait de l'utérus, après l'opération, la portion sous-vaginale du col avait 6 centimètres de long : l'utérus était en même temps un peu abaissé. (Huguier, *Mém.*, obs. VIII.)

Enfin, dans l'observation n° IX, M. Huguier constata chez une femme de quarante-trois ans, qui avait porté un pessaire, une longueur de 10 centimètres à la cavité utérine, l'abaissement de l'organe, et la déchirure du périnée.

Certes, voilà un assez grand nombre de faits qui démontrent non-seulement la chute du col de l'utérus, de sa portion sous-vaginale au dehors de la vulve, tous les auteurs sont d'accord sur ce point comme observation exacte, mais encore la participation du corps, de la totalité de l'organe, à ce déplacement en bas. Tous ces faits deviendront de plus en plus fréquents à mesure que les observateurs modernes, dont l'attention vient d'être éveillée sur ce point, examineront avec plus de soin les rapports de toutes les parties de l'utérus.

Mais le col de l'utérus n'est pas constitué seulement par cette portion contenue dans le vagin, le museau de tanche dont nous venons d'étudier le déplacement, le col comprend aussi cette partie de l'utérus qui remonte au-dessus de l'insertion du vagin sur cet organe, dans une étendue de quelques millimètres, et qui, à cause de ce rapport, a été désignée sous le nom de portion sus-vaginale du col de l'utérus. Cette partie peut-elle descendre dans le vagin et venir tomber au dehors? Le fait en lui-même ne peut être révoqué en doute, mais, comme dans le cas précédent, il s'agit de savoir si cette portion sus-vaginale du col peut seule, par suite d'une lésion particulière, tomber au dehors de la vulve, sans entraîner l'utérus, constituant la chute partielle du col, ou si le corps entier l'accompagne, en un mot, s'il y a un déplacement général de l'organe en bas. Les faits qui peuvent servir pour établir cette distinction sont extrêmement nombreux, mais les auteurs qui nous les ont fait connaître ont introduit ici une certaine confusion de langage en donnant des noms différents à une lésion, suivant qu'ils considéraient isolément le phénomène en lui-même, ou les causes qui l'avaient produit. Aussi les divergences d'opinion ont-elles été aussi nombreuses que les observateurs, et dans la discussion remarquable à l'Académie de médecine sur ce sujet, nous les avons vues se reproduire : M. Huguier, décrivant une lésion pathologique et cherchant à montrer l'erreur fréquente dans laquelle étaient tombés les auteurs en décrivant comme une chute complète de l'utérus une affection dans laquelle le col seul était au dehors de la vulve et avait subi une lésion spéciale ; là où M. Depaul voyait un véritable déplacement de l'organe et démontrait qu'il y avait très souvent chute de l'utérus.

Du reste, ce fait est aujourd'hui bien acquis à la science : le col de l'utérus et sa portion sus-vaginale peuvent descendre au delà de la vulve, entraînant les différents organes voisins; cet état constitue pour tout le monde une véritable chute de la matrice, symptomatique, il est vrai, d'une lésion spéciale du col de l'utérus. Les belles recherches de M. Huguier ont appelé l'attention sur cette altération qui, entrevue, bien décrite même par d'autres pathologistes avant lui, avait été oubliée. Le chirurgien de l'hôpital Beaujon a démontré que cette lésion qu'il a désignée sous le nom d'allongement hypertrophique du col, se rencontrait presque toujours dans ce qu'on appelle communément la chute de l'utérus ; il n'a pas nié la dépendance de ces deux lésions ; en les étudiant avec le plus grand soin, il a accordé une plus grande importance à la lésion du tissu de l'utérus qu'à son déplacement, qu'il a regardé comme un phénomène secondaire, sous la dépendance de cette cause première, l'hypertrophie du col. Et si l'on passe en revue les nombreuses observations consignées dans son travail, on trouve dans la plupart l'indication très précise d'une migration plus ou moins avancée du corps même de l'organe, indiquant un déplacement réel.

Eh bien! si nous comparons maintenant ces deux formes

de chute du col de l'utérus que nous avons présentées, nous voyons qu'elles surviennent sous l'influence de la même altération anatomique ou lésion particulière du tissu utérin. Dans un cas, la lésion porte sur la portion intra-vaginale; dans l'autre, sur la portion sus-vaginale, de là une certaine différence dans les phénomènes qui vont survenir et qui pourront distinguer ces deux variétés, je veux parler du renversement du vagin, qui sera naturellement entraîné et plus abaissé dans le second cas que dans le premier, en raison de la disposition anatomique des parties que je n'ai pas besoin de rappeler ici. Le phénomène général est donc le même dans les deux cas : le déplacement du col utérin en bas et sa chute au-dehors de la vulve.

Si nous ne pouvons scinder deux lésions aussi semblables d'une même partie d'un organe, pouvons-nous séparer les mêmes phénomènes, lorsqu'ils surviennent dans l'organe entier, en un mot pouvons-nous admettre isolément une chute du col et une chute du corps de l'utérus? Au point de vue général et comme nous l'avons fait observer, l'organe tout entier participe plus ou moins au déplacement, mais quand le phénomène de la chute est complet, on peut alors admettre cette division didactique de deux états bien tranchés, l'un dans lequel le col est tombé au dehors, le corps restant dans la cavité pelvienne, l'autre dans lequel le corps, et partant l'organe en totalité ou en presque totalité est tombé au dehors. Nous montrerons dans la description générale qu'on peut les considérer, tantôt comme deux états distincts, séparés par des caractères bien tranchés, tantôt comme des degrés d'une seule et même maladie, car c'est ainsi que nous envisageons la chute de l'utérus : une affection dans laquelle le phénomène principal est la sortie de cet organe hors de la cavité pelvienne.

L'étude des causes nombreuses de cette affection nous permettra de rechercher sa vraie nature et nous montrera qu'elle peut être le résultat d'un simple déplacement de l'utérus ou la conséquence d'une altération primitive de cet organe, lésion qu'elle vient compliquer : dans le premier cas on peut la regarder comme une affection idiopathique, dans le second elle est symptomatique.

La chute de l'utérus, comme nous l'avons déjà dit, peut être simple ou compliquée d'autres lésions concomitantes, soit du côté de l'utérus, soit du côté des organes environnants. Nous indiquerons avec soin ces complications qui ont surtout une influence sur la marche et le traitement de cette maladie.

ANATOMIE PATHOLOGIQUE.

Nous exposerons dans la symptomatologie les principaux signes tirés de la disposition des parties, tels qu'on peut les observer sur le vivant : ainsi, la forme, le volume, l'apparence de la tumeur, les nouveaux rapports des organes que l'on peut constater par le palper de la tumeur, le toucher à travers les orifices naturels qui l'entourent, signes qui peuvent être aussi bien appréciés que sur le cadavre.

Dans ce chapitre, nous ferons connaître principalement les rapports profonds des organes que l'on n'a pu apprécier d'une manière exacte sur le vivant, et les changements qui ont pu survenir dans la structure de ces organes, en un mot, leurs altérations organiques.

Une disposition très importante et très curieuse à étudier, c'est la situation générale des viscères de la cavité pelvienne, dans le cas d'une chute de l'utérus, quand la tumeur a acquis un volume médiocre, c'est-à-dire dans une chute incomplète. Si l'on examine un cas semblable, voici ce que l'on observe :

Après avoir enlevé la paquet intestinal de l'abdomen, on est frappé de la profondeur de la cavité pelvienne, elle représente un cône tronqué au fond duquel sont accolés les différents organes déplacés. En avant, la vessie, tiraillée en bas et paraissant aplatie, son sommet entraîné en haut par l'ouraque; derrière la vessie, l'utérus qui n'est plus flottant dans la cavité abdominale, s'applique contre ce réservoir sur lequel il produit une dépression. Quelquefois on n'aperçoit que le sommet du corps. Entre la vessie et l'utérus, le cul-de-sac péritonéal antérieur qui n'est pas toujours très prononcé ; tandis que le postérieur s'enfonce très profondément entre le rectum et l'utérus; mais ces deux organes sont encore en rapport immédiat appliqués l'un contre l'autre, pressés pour ainsi dire, puisque la plus grande partie des organes du bassin est descendue pour occuper une région plus petite. En arrière, le rectum offre une certaine rectitude dans sa partie inférieure, disposition due à la tension de la tunique péritonéale. Sur les côtés du corps de l'utérus, les ovaires et les trompes souvent atteints d'altérations pathologiques, de chaque côté, les replis péritonéaux, des ligaments larges se portant obliquement en arrière et en dehors, et ayant une direction rectiligne, disposition qui indique leur déplacement et un certain degré de tension. En avant, les ligaments ronds dont le trajet est aussi direct au lieu d'être flexueux. Enfin, en arrière, deux cordons réguliers faisant saillie sur les côtés du rectum et descendant en arrière des ovaires représentent les ligaments utéro-sacrés (plis de Douglas) ; on peut les suivre jusqu'à la partie supérieure du bassin, dans les régions sacrée et lombaire où ils s'étendent en éventail. (Voyez les figures 1 et 2 de la planche VI.)

Du côté de la vulve, nous trouvons une tumeur d'un certain volume qui écarte les grandes lèvres. Nous pouvons constater qu'elle est plus ou moins réductible, et dans ce cas l'abdomen étant ouvert, on suit mieux la continuité des organes internes qui sont sortis en partie à l'extérieur. Quant à sa forme, sa coloration, sa consistance, ces signes physiques sont plus nettement caractérisés chez le vivant; nous les indiquerons dans la symptomatologie.

Cette disposition générale des organes est surtout bien évidente, lorsqu'on a pratiqué une coupe longitudinale antéro-postérieure de la région du périnée : on saisit alors dans leur ensemble les rapports de l'utérus, sa direction, son allongement, les diverticulum que la vessie et le rectum envoient dans la tumeur, les prolongements du péritoine entre tous ces organes, la direction du canal de l'urèthre, le renversement du vagin, la nouvelle configuration du périnée. J'ai représenté ces dispositions d'après deux pièces dont j'ai donné plus loin l'observation complète. (Voyez la figure 1 de la planche IV, et la figure 2 de la planche III.)

Nous allons maintenant passer en revue les altérations de forme et de structure que peuvent présenter l'utérus et les autres organes qu'il entraîne, et qui concourent à former cette tumeur complexe à laquelle on a donné le nom de chute de l'utérus.

UTÉRUS.

Déplacement.

L'organe en entier a subi un déplacement en bas : dans la chute incomplète, on aperçoit son corps dans la cavité pelvienne derrière le bas-fond de la vessie; si l'on compare sa hauteur avec celle du pubis, on voit qu'il est situé quelquefois au niveau de l'arcade pubienne, ou qu'il remonte jusqu'à la moitié de la symphyse. Dans les nombreuses observations de M. Huguier, qui cependant admet que le corps reste toujours dans le bassin, cette dernière mesure est la plus générale. Dans les pièces du musée Dupuytren on peut constater facilement cette situation, la symphyse pubienne apparaissant dans la plus grande partie de son étendue en avant de l'utérus, qui comprime la vessie. M. Huguier n'a observé que deux faits exceptionnels : l'un dans lequel le corps arrivait à la partie supérieure du pubis, l'autre dans lequel il flottait dans l'abdomen.

Si la chute est complète, on ne trouve plus de traces de l'utérus dans la cavité du petit bassin, il n'y a qu'une ouverture assez étroite entre la vessie et le rectum, leurs deux parois sont accolées et séparées par les annexes de l'utérus : dans le sac formé par le vagin renversé, la matrice est au-dessous et en avant du pubis dans une position variable puisque rien ne la maintient, elle est seulement suspendue par les replis péritonéaux en haut et les tuniques du vagin à la partie inférieure, mais elle est soumise à tous les mouvements de la tumeur et sa direction peut varier dans tous les sens. (Voy. la figure 1 de la planche III.)

Le col est toujours descendu puisqu'il est situé hors de la vulve, et il n'y a de variétés dans sa situation que pour ses différents segments, lorsqu'ils sont le siége d'une altération pathologique sur laquelle nous reviendrons.

Direction.

La position de l'utérus est variable : en général, il est appliqué en avant, contre la face postérieure de la vessie qu'il déprime; quelquefois il est renversé en arrière, appuyé sur le rectum, et cette rétroversion peut être complète, et s'accompagner de rétroflexion; dans ce cas le corps de l'organe peut descendre presque au niveau de son col. La première disposition est due à l'abaissement de la vessie, dont une partie, le bas-fond, a été entraînée dans la tumeur vaginale; il en résulte aussi une espèce de courbure générale de l'organe, appréciable surtout quand la portion de son tissu qui répond au col, a subi un allongement plus ou moins considérable. Cette disposition lui permet de s'infléchir plus facilement dans un sens ou dans l'autre, par suite du rapport disproportionné qui existe alors entre le col et le corps et le peu de résistance que le premier peut opposer, soit au poids de l'organe, soit à la pression des viscères qui agissent sur lui. La partie de l'utérus comprise encore dans le canal vaginal suit l'axe de ce canal, c'est-à-dire l'axe du détroit inférieur, tandis que la partie qui est au dehors, se dirige en arrière, pendante entre les cuisses, dans la station debout, elle s'incline de plus en plus sur la région anale par suite de l'amincissement de la région périnéale, de l'évasement de plus en plus considérable de la vulve, qui résulte de l'effacement de la commissure postérieure de cette ouverture.

Forme.

Il est très difficile que l'utérus conserve sa forme normale lorsqu'il est ainsi déplacé, soumis à une certaine compression, à des tiraillements par son propre poids et par celui des organes qu'il entraîne avec lui, surtout enfin lorsqu'il est le siége de modifications profondes dans son tissu. Dans la plupart des cas, il prend une forme très allongée, aplatie d'avant en arrière; il diminue insensiblement de volume, depuis la portion renflée de son corps jusqu'à son col dirigé en bas. Quelquefois sa partie moyenne est rétrécie lorsque les deux extrémités, le corps et le museau de tanche, ont subi une certaine hypertrophie : il ressemble alors à une gourde.

Dimensions.

L'utérus peut avoir conservé ses dimensions normales, mais ce fait est le moins commun : les modifications qui sont survenues dans sa structure ont déterminé une augmentation dans son volume. Ce développement peut être général ou partiel et porter sur les différents segments de l'organe. Les belles recherches de M. Huguier ont aujourd'hui mis ce point hors de doute, et les observateurs modernes seront obligés de mentionner avec soin la longueur totale de l'organe et les dimensions de ses différentes parties pour donner à leurs observations un caractère d'exactitude. Ainsi, dans les observations anciennes, toutes les fois que l'on n'indique pas d'une manière très positive que l'utérus a conservé son aspect normal, ses dimensions ordinaires, on peut présumer qu'il y avait un allongement d'une partie de l'organe, comme cela s'observe si fréquemment.

Nous avons cité un fait de chute complète, dans lequel l'utérus n'avait pas changé de volume, comme on peut le voir dans la figure 1 de la planche III. Dans le plus grand nombre de cas, il est allongé, ses dimensions varient alors entre 11 et 24 centimètres pour la longueur totale. Sur deux pièces du musée Dupuytren, le minimum était de 10 centimètres et demi. Pour M. Huguier, sur 64 observations qu'il a recueillies, la moyenne de la longueur était de 12 centimètres. Dans deux cas, nous avons trouvé 10 et 13 centimètres.

Quand l'affection n'est pas très ancienne, il existe des traces d'inflammation chronique du tissu utérin qui donnent un volume plus considérable, surtout au corps de l'utérus, et plus tard, cette même partie conserve un volume assez considérable qui est en rapport avec les phénomènes pathologiques qui se passent du côté du col.

C'est du côté du col utérin que nous voyons survenir les changements les plus grands pour ce qui a rapport surtout à la dimension. M. Huguier a étudié séparément dans les deux segments du col utérin ces variations de longueur. Le museau de tanche peut présenter cette dimension assez considérable comme dans les exemples représentés par Boivin et Dugès dans leur atlas, dans les cas où il sortait de la vulve. Mais c'est principalement la portion sus-vaginale du col qui s'allonge le plus, comme le démontre M. Huguier dans presque toutes ses observations où cet état coïncide avec une chute de l'utérus.

Cavité utérine.

La cavité utérine nous présente certaines modifications générales semblables à celles que nous venons d'étudier dans l'utérus; ainsi elle participe à l'allongement général de cet organe, dans les différentes parties de son étendue, elle s'habitue aux mêmes inflexions. Elle a suivi aussi le développement de l'organe en s'agrandissant principalement dans la région du corps. La surface interne participe à cette espèce d'inflammation chronique qui existe au début, car souvent elle est le siége d'une véritable sécrétion catarrhale. Scanzoni a fait remarquer que cet accident s'observe assez souvent dans les chutes de l'utérus, pour faire admettre un état congestif et une sécrétion anormale plus abondante qui doit amener des altérations dans la structure de la membrane interne. C'est l'examen des faits de chutes anciennes de l'utérus sur des femmes âgées, alors que les fonctions de l'organe sont presque complétement abolies, qui a pu faire dire à M. Huguier que c'était une erreur de croire que la membrane muqueuse utérine fût engorgée, épaissie. Dans le plus grand nombre de cas, à un centimètre et souvent moins de l'orifice du col, il l'a trouvée tout à fait saine.

Dans les cas où accidentellement on trouve l'ouverture inférieure du col oblitérée, il n'est pas rare de trouver la cavité du corps de l'utérus notablement distendue par une matière épaisse, visqueuse, noirâtre ou grisâtre, comme dans un des faits que nous avons rapportés. L'accumulation de cette matière produit une distension mécanique des parois utérines, qui sont en même temps sensiblement amincies.

L'ouverture inférieure du museau de tanche se trouve placée comme nous l'avons vu au sommet de la tumeur, regardant en bas et un peu en arrière, elle est dirigée à droite ou à gauche. Dans la première période elle présente les caractères que l'on assigne le plus habituellement à cette ouverture : c'est une fente transversale dont la lèvre supérieure est un peu plus saillante que la lèvre inférieure. Mais si la tumeur a fait beaucoup de progrès, si le vagin a été entraîné, l'air extérieur et les frottements qui ont agi sur sa surface ont rendu sa coloration uniforme, la saillie du pli transversal s'est effacée, et il y a souvent une certaine difficulté à reconnaître l'ouverture utérine. Souvent on peut à peine y introduire un stylet de trousse, et chez les femmes âgées l'ouverture s'oblitère complétement. En recherchant alors le siége de cette oblitération, on voit qu'elle peut exister en différents points de l'étendue du col, tantôt à l'orifice, tantôt à 2 ou 3 centimètres du point correspondant à l'orifice extérieur, comme dans une pièce présentée à la Société anatomique par M. Verneuil, et dans un fait que je rapporte dans ce travail. M. Huguier a rencontré seulement deux fois cette oblitération, elle n'est pas rare chez les vieilles femmes, même lorsqu'elles ne sont pas atteintes de chute de l'utérus.

Altérations de structure.

L'utérus présente des modifications profondes dans son tissu ; dès les premiers degrés de l'affection il a subi l'influence d'un état congestif, de cette espèce d'inflammation chronique que les auteurs décrivent sous le nom d'engorgement. Il paraît plus gros, plus dur à la pression, il y a une véritable augmentation de son parenchyme. Lorsque le déplacement date depuis longtemps, il survient d'autres changements. Le tissu utérin, à la coupe, présente un aspect pâle, il est moins dense, moins serré qu'à l'état normal, il s'allonge et se déchire plus difficilement. Il présente une épaisseur considérable, mais dans le plus grand nombre des cas c'est dans le sens de la longueur de l'organe qu'il s'est développé : ce fait est surtout évident lorsqu'on l'étudie au niveau du col dans les chutes anciennes de l'utérus chez des femmes âgées. On a décrit cet état comme une hypertrophie, mais il n'est pas encore démontré qu'il y ait là augmentation des éléments propres du tissu utérin, hypergénèse ou production d'éléments nouveaux, néoplasmes, donnant à ce tissu les caractères que nous avons indiqués et qui diffèrent de ceux du tissu propre de l'utérus.

Les parois de l'utérus, sous l'influence de cette lésion de structure que nous venons d'indiquer, présentent des changements remarquables. Si l'on fend l'utérus dans toute sa longueur, on reconnaît une augmentation dans son épaisseur, une hypertrophie considérable du parenchyme qui peut être limitée au corps ou au col de l'organe. Il y a quelquefois une espèce d'antagonisme dans cette altération de tissu entre le corps et le col : dans le fait d'hypertrophie du col, on peut rencontrer une atrophie du tissu des parois du corps de l'organe, un amincissement considérable, comme dans l'exemple décrit par M. Huguier d'après une pièce du musée Dupuytren.

Dans un fait récent, M. Verneuil a fait connaître une nouvelle variété de cette altération, à savoir une hypertrophie de la région sous-vaginale du col et de la portion sus-vaginale, lésions rares, d'après M. Huguier, qui les regarde même comme en antagonisme l'une avec l'autre. (*Gaz. hebdom.*, 1859.) De nouvelles recherches, maintenant que l'attention est éveillée sur ce point, montreront la relation qui peut exister entre l'allongement hypertrophique de ces trois segments de l'utérus. Ils présentent, dans la plupart des cas, des caractères assez tranchés pour qu'on puisse les reconnaître distinctement.

Vessie.

La vessie présente des changements très remarquables dans sa configuration, ils sont surtout très appréciables quand la chute de l'utérus a atteint un certain développement. Nous verrons, dans le mécanisme, comment elle est entraînée constamment par le vagin dont la paroi supérieure se renverse ; son bas-fond et une petite partie de sa face antérieure forment alors une espèce de poche diverticulaire qui descend plus ou moins dans la tumeur sous-vulvaire. Le réservoir urinaire se trouve divisé en deux poches séparées par un rétrécissement très marqué qui existe toujours un peu au-dessus de l'ouverture vulvaire, au dessous de la symphyse pubienne, dans un point corresdant au plancher périnéal. Le volume comparatif de ces deux poches varie suivant l'ancienneté et le degré du déplacement ; la poche inférieure, qui est toujours la plus petite dans le début, peut acquérir une capacité plus grande : ainsi dans l'exemple de chute complète que je rapporterai plus loin et dont la figure 1 de la planche III montre bien cette disposition remarquable. La configuration est la même dans la figure 2 de la planche IV. Cette poche inférieure, ce diverticulum vésical occupe toute la région antérieure de la tumeur : situé d'abord à sa partie supérieure, il descend peu à peu avec elle et il peut arriver jusqu'à la partie la plus déclive, jusqu'au niveau du col de l'utérus. En même temps la partie supérieure est un peu abaissée comme l'indique sur le cadavre une certaine tension de l'ouraque, ou plutôt la hauteur à laquelle s'élève alors la vessie, même lorsqu'elle est distendue, ne dépasse pas beaucoup le bord supérieur du pubis. Deux causes, comme nous le verrons dans le mécanisme, occasionnent cet abaissement : l'entraînement par le vagin, et souvent la facilité avec laquelle la poche inférieure se distend par suite de sa position déclive et augmente ainsi sans cesse le poids total de la tumeur. Ce déplacement de la vessie a lieu en masse, c'est-à-dire que toutes les tuniques du réservoir sont entraînées à la fois. Il en résulte que les uretères descendent aussi, et quand le diverticulum inférieur est assez considérable, ces conduits tiraillés descendent sur les parties latérales de la tumeur et en arrière, au niveau de son pédicule ou plus bas, suivant le degré de l'abaissement.

Dans les chutes anciennes de l'utérus, on trouve des altérations du côté de la muqueuse vésicale, principalement dans le diverticulum sous-pubien ; il existe aussi des exemples de calculs trouvés dans cette portion du réservoir comme dans les faits de Ruysch, Blandin, Morel-Lavallée.

Urèthre.

Le canal de l'urèthre a suivi la vessie dans sa migration; mais c'est principalement son insertion à la vessie qui a été déplacée avec le col de cet organe. L'orifice externe, le méat urinaire, conserve sensiblement la même situation par rapport au pubis; le déplacement du vagin et des parties molles de la vulve détermine seulement une légère modification dans ses rapports : au lieu d'être saillant comme dans l'état normal, il est légèrement déprimé, recouvert en partie par les replis du vagin, et quelquefois par la commissure supérieure des petites lèvres et le clitoris, qui sont abaissés. Il suffit d'écarter et de déplisser ces parties pour l'apercevoir.

Suivant le développement de la tumeur vulvaire, la direction de l'urèthre est plus ou moins modifiée. Dans un abaissement modéré, le méat et l'ouverture vésicale sont sensiblement au même niveau, l'urèthre se dirige alors en arrière; si la vessie a été fortement entraînée, il se dirige tout à fait en bas et un peu en arrière. Dans cette nouvelle situation, l'ouverture supérieure ou vésicale de l'urèthre est devenue inférieure, la paroi antérieure du canal est devenue postérieure. De plus, il présente une courbure très remarquable dont la concavité est d'abord tournée en bas, puis regarde tout à fait en avant, quand le déplacement est très considérable. Cette courbure commence au niveau du passage du canal de l'urèthre à travers l'aponévrose moyenne; en avant de cette région, le canal de l'urèthre a conservé sensiblement la même direction. Nous verrons plus loin comment ces phénomènes se produisent, et leur influence dans la symptomatologie.

Rectum.

Les lésions du côté de cet organe ne sont pas constantes. En général, quand la tumeur formée par la chute de l'utérus n'est pas très volumineuse, si la paroi postérieure du vagin n'est pas complétement renversée, le rectum n'est pas entraîné. Dans le cas contraire, voici les caractères du déplacement : la paroi antérieure seule présente un diverticulum en forme de doigt de gant, siégeant au-dessus du sphincter interne; sa paroi postérieure reste en place. Lorsqu'il est plus développé, ce renflement contourne le bord postérieur du vagin et descend dans la tumeur, dont il occupe la région postérieure, comme le diverticulum vésical en occupe la région antérieure; il est alors en rapport avec la partie postérieure de l'utérus : il peut présenter de 2 à 5 centimètres de longueur. Ce diverticulum interstitiel, ce rectocèle, est formé par toutes les tuniques de l'intestin. M. Huguier a constaté, dans un cas, l'amincissement de la tunique fibreuse et de la tunique musculeuse à fibres longitudinales.

Vagin.

A tous les degrés de développement de la tumeur, le vagin est une de ses parties constituantes. Comme il en forme la surface extérieure, nous n'étudierons pas ici sa coloration, les rides qu'il présente, mais seulement sa disposition générale et les altérations de son tissu, les autres signes appartenant à la symptomatologie.

Il est facile de voir dans une chute de l'utérus encore à son début les deux parois du vagin, entraînées, faire une saillie à l'intérieur. En avant, en arrière et sur les côtés de la tumeur, existe une rainure circulaire qui offre une étendue variable en profondeur. Lorsque la chute est plus avancée, la paroi antérieure du vagin a disparu complétement : elle a été entraînée en bas; enfin la paroi postérieure ne s'observe que rarement complétement renversée.

Les parois du vagin sont souvent amincies; dans ces cas, les culs-de-sac péritonéaux descendent très bas. D'autres fois, elles sont très épaisses; elles adhèrent dans une certaine étendue au pourtour du col de l'utérus. Cette hypertrophie est formée aux dépens de la tunique fibro-dartoïque qui le revêt. Le tissu est pâle, mollasse, très extensible ou cédant très difficilement; il est lamelleux, entrecroisé de fibres : c'est lui qui donne à la tumeur sa consistance particulière. Il est développé surtout à l'extrémité de la tumeur, autour de l'insertion du vagin sur le col de l'utérus. Dans un cas, je l'ai rencontré remontant très haut en avant et en arrière, et limitant les culs-de-sac péritonéaux à cette distance : cette disposition est assez rare; j'en ai trouvé un fait semblable dans Froriep. (Voy. les figures 1 et 2 de la planche IV.)

Vulve, périnée.

La largeur considérable de la vulve tient au relâchement produit par la distension de la tumeur : la commissure postérieure est effacée; elle est refoulée en arrière, vers le périnée. Cette dernière région est souvent très amincie, surtout lorsque le rectum entre aussi dans la formation de la tumeur; d'autres fois, ses dimensions n'ont pas changé sensiblement.

Péritoine.

Les déplacements du péritoine sont importants à bien connaître pour le chirurgien au point de vue des opérations qu'il peut avoir à pratiquer sur la tumeur ou dans les régions voisines. Nous ne pouvons rappeler ici les rapports normaux de cette membrane avec tous les organes de la cavité pelvienne qui peuvent accompagner l'utérus dans son déplacement, il suffira de jeter un coup d'œil sur la figure 1 de la planche I pour comprendre les changements de situation de cette membrane que nous allons décrire.

Les culs-de-sac formés par le péritoine entre la vessie et l'utérus d'une part, entre le rectum, le vagin et l'utérus d'une autre part, sont considérablement augmentés et, partant, très rapprochés de la paroi périnéale. Il y a beaucoup de variétés dans cette disposition, qui dépend de la durée de la maladie, de la cause qui l'a produite, du degré de son développement. Dans une chute incomplète de l'utérus on trouve le cul-de-sac vésico-utérin descendu, tandis que le cul-de-sac postérieur recto-utérin est engagé derrière le vagin et descend entre lui et le col de l'utérus.

Quand le tissu fibro-dartoïque du vagin est hypertrophié, on voit que ses culs-de-sac, et en particulier le cul-de-sac postérieur, ne descendent pas aussi bas, ce qui est un avantage pour les opérations que l'on voudrait pratiquer sur le col (voyez les figures 1 et 2 de la planche IV). Si au contraire les parois vaginales sont minces, relâchées, on voit ces culs-de-sac, autant l'antérieur que le postérieur, s'enfoncer jusqu'au niveau du col, le vagin semble former alors un sac herniaire renfermant l'utérus comme dans l'exemple de chute complète que j'ai donné (voyez la figure 1 de la planche III). Il est très rare de rencontrer des anses intestinales dans ces diverticulums du péritoine; quand ils existent, on les trouve surtout dans le cul-de-sac postérieur, entre le rectum et l'utérus.

Ligaments.

On trouve souvent des brides formées par le péritoine autour des organes pelviens déplacés, principalement autour du rectum, des ovaires et des trompes. L'utérus est maintenu, comme on le sait, par des ligaments doublés par le péritoine qui jouent un certain rôle dans la statique de cet organe; il est important de voir leur état dans l'abaissement de cet organe. Il faut examiner avec le plus grand soin la cavité abdominale, mais il ne faut pas croire que même une réduction légère de l'utérus rende à ces ligaments leur laxité et leur disposition première ; ils ont acquis cette nouvelle disposition qui pendant la vie est restée permanente, l'état cadavérique ne la fera pas changer.

On constate facilement sur les côtés du rectum des brides irrégulières des tractus fibreux qui ne résistent plus quand on abaisse de nouveau l'utérus ; ce sont les restes des ligaments utéro-sacrés, sacrés-lombaires d'Huguier, plis de Douglas. D'autres fois, comme nous l'avons observé, ces replis s'étalent en éventail dans la région sacrée, disposition qui indique une certaine tension.

Les ligaments larges sont irréguliers, plissés sur eux-mêmes autour des annexes de l'utérus, retenus par des brides, soulevés par des tumeurs qu'on trouve si souvent dans ces cas de prolapsus dans les ovaires ou les trompes.

Les ligaments ronds n'ont éprouvé aucune modification dans la rectitude de leur trajet, ils présentent encore leurs flexuosités.

Annexes.

Les ovaires et les trompes sont déjà bien sujets à se déplacer dans l'état normal, leur situation dans le bassin n'est pas très fixe, aussi n'est-on pas d'accord sur les changements de position qu'ils subissent dans la chute de l'utérus. Quand elle est incomplète, le corps restant encore dans l'abdomen, on retrouve toujours ces organes plus ou moins rapprochés l'un de l'autre, descendus, mais encore situés sur le plancher pelvien.

Si l'utérus a franchi le détroit inférieur de la vulve, on voit alors ces organes suspendus pour ainsi dire au sommet du corps de l'utérus, mais encore situés dans le bassin avec les trompes. On peut voir cette disposition sur une pièce du musée Dupuytren où la chute est complète, et sur la figure 1 de la planche III où j'ai représenté cette même disposition.

Ces organes présentent très souvent des altérations dans leur tissu : on trouve souvent des kystes dans les trompes, les ovaires, et le volume que ces tumeurs ont acquis n'a pas été toujours sans influence sur la production de la chute de l'utérus.

SYMPTOMATOLOGIE.

La présence d'une tumeur dans la région de la vulve est le premier symptôme qui attire souvent l'attention de la malade, et que le chirurgien est appelé à constater. Cette tumeur peut rester stationnaire ou progresser comme nous le verrons; mais depuis ce premier degré d'apparition à la vulve jusqu'à la chute complète de l'utérus, nous avons un grand nombre de degrés intermédiaires qui ne diffèrent les uns des autres que par certains caractères. Nous les signalerons pour montrer les divisions que l'on pourrait établir et que nous avons déjà indiquées. En effet, au point de vue de la symptomatologie, ces caractères n'offrent pas la même importance que dans une étude anatomo-pathologique, certains signes n'offrent pas la même rigueur qui permet de séparer bien distinctement deux états différents. Nous pourrons ainsi tracer un tableau d'ensemble plus simple de la chute de l'utérus, en plaçant d'un côté l'étude des signes physiques de la tumeur, d'autre part les symptômes qu'elle détermine, soit dans les fonctions physiologiques des organes malades, soit dans l'état général de la malade.

L'examen d'une femme atteinte de chute de l'utérus, alors que la maladie n'a atteint qu'un développement très modéré, permet au chirurgien de reconnaître un ensemble de signes qui caractérisent tout de suite cette affection. Je vais essayer d'en tracer un tableau d'ensemble, pour reprendre ensuite chacun des signes principaux, pour l'étudier isolément et d'une manière complète.

Ce qui frappe au premier abord, c'est l'existence d'une tumeur piriforme située entre les grandes lèvres, écartant celles-ci, entourée à sa base par des replis plus ou moins accusés, formés par la muqueuse vaginale. Légèrement dirigée en bas, cette tumeur offre une coloration d'un gris rosé, sèche, lisse, quelquefois rugueuse et excoriée à sa surface. Son sommet est légèrement renflé et présente quelques replis, et surtout un enfoncement transversal peu profond, laissant souvent suinter un liquide visqueux : c'est l'indice de l'ouverture de la cavité utérine ; sa base est légèrement rétrécie par l'ouverture de la vulve; elle semble ainsi pédiculée. Les grandes lèvres sont refoulées en dehors, les petites lèvres quelquefois complétement effacées : à leur réunion supérieure à la base de la tumeur qu'elles circonscrivent, se voit l'ouverture de l'urèthre, abaissé et caché dans ces replis. Le périnée paraît diminué dans son diamètre antéro-postérieur ; il présente une saillie plus considérable que dans l'état normal, comme si une tumeur profonde le refoulait en bas; il offre une saillie bombée. L'anus fait aussi une saillie plus considérable, et souvent sa membrane muqueuse fait hernie à l'extérieur. (Voyez la figure 1 de la planche V.)

Si l'on saisit cette tumeur à pleines mains, on lui trouve une consistance mollasse; on déprime facilement ses parois, et l'on constate profondément une sensation de résistance particulière. Si l'on soulève la tumeur, on voit qu'elle jouit d'une certaine mobilité dans tous les sens: on peut l'attirer en bas, la refouler. Elle est réductible, et, dans la plupart des cas, on peut la replacer jusqu'au fond du vagin; mais elle se reproduit avec la plus grande facilité. On peut constater alors que c'est la paroi vaginale qui vient se renverser au dehors, pour recouvrir la plus grande partie de la tumeur. Il existe encore une certaine étendue du canal vaginal, et, en passant les doigts en avant et en arrière de la tumeur, on sent une rainure circulaire qui l'entoure, rainure plus ou moins profonde, qui est le reste du conduit du vagin, au fond duquel on sent le pédicule même de la tumeur se prolonger plus ou moins haut. Si, en même temps, on palpe la tumeur, on ne tarde pas se convaincre que ce pédicule supérieur se continue avec a tumeur profonde, dont la résistance s'aperçoit au toucher, et on peut reconnaître sa forme, qui correspond à celle de l'utérus. Le toucher par le rectum permettra de reconnaître aussi la forme du pédicule, qui est celle du corps de la matrice; l'examen par l'hypogastre, difficile, ne permet pas toujours d'arriver sur ce même organe. Si l'on veut introduire une sonde dans l'urèthre, on éprouve une certaine difficulté: l'instrument est arrêté tout de suite; il faut élever le pavillon de l'instrument et diriger la sonde en bas, presque parallèlement au pubis, pour pénétrer dans le réservoir de l'urine; on constate que celle-ci a été entraînée en bas et en avant; l'instrument peut soulever la paroi antérieure et supérieure de la tumeur.

Tels sont les signes extérieurs et les principaux caractères d'une chute de l'utérus. Nous allons maintenant étudier séparément les phénomènes qui se produisent dans chaque organe ; en un mot, la symptomatologie de cette affection.

Forme.

La première apparition à la vulve de la tumeur, qui la dépasse à peine et qui rentre alors plus ou moins facilement, permet de constater qu'elle présente une forme arrondie, globuleuse, de la grosseur du museau de tanche, qui quelquefois la forme entièrement. Son volume s'accroît rapidement, sa forme est moins régulière; elle s'allonge comme un cône, présentant souvent un repli circulaire, un bourrelet, à sa base, qui est encore régulièrement arrondie. A mesure que son volume augmente, elle devient plus globuleuse; les bourrelets, les rides que présentait le vagin à sa base et à sa surface s'effacent. Elle devient lisse; néanmoins son extrémité antérieure présente toujours une surface irrégulière avec quelques plis et une fente transversale, au centre de laquelle se trouve l'orifice du col utérin.

Volume.

Son volume peut acquérir les plus grandes dimensions, non pas seulement quand la chute est complète, car ce n'est pas le volume de l'utérus qui augmente la tumeur, mais l'entraînement des organes voisins, le vagin, la vessie, le rectum, et souvent des anses intestinales, qui viennent remplir les culs-de-sac péritonéaux en arrière.

Arrivée à ces dernières limites, la tumeur acquiert le volume de la tête d'un fœtus, d'un adulte. Elle est irrégulièrement allongée, renversée en arrière; son sommet présente quelquefois un évasement et une ouverture assez considérable, le col utérin ayant été étalé et renversé en dehors; tandis qu'à sa base, adhérente aux parties génitales externes, elle présente, dans toutes les périodes de son développement, un léger étranglement indiquant le siége de son passage à travers l'ouverture vulvaire. (Voyez la figure 1 de la planche V, et les nombreuses figures du mémoire de M. Huguier, qui représentent toutes les variétés de forme et de volume.)

Surface extérieure.

La surface extérieure de la tumeur est formée par une membrane muqueuse dont il est facile de reconnaître les caractères au début de l'affection, à sa couleur, à son poli, au suintement qui la lubréfie.

La coloration naturelle du col de l'utérus et de la paroi supérieure du vagin peut donner une idée de la coloration de la tumeur lorsqu'elle vient faire hernie pour la première fois à travers la vulve, puisque c'est le col de l'utérus et le cul-de-sac vaginal supérieur qui viennent faire hernie. Au bout de peu de temps, l'influence de l'air extérieur sur la tumeur, la compression exercée sur sa base par l'ouverture vulvaire, lui donnent une teinte livide, et à mesure qu'elle augmente de volume, et qu'elle a été plus longtemps exposée à l'air, au frottement des parties voisines, des linges, elle prend une teinte grisâtre, conservant seulement au sommet une coloration plus violacée, d'un rouge vif, disposée sous forme d'un anneau circulaire qui indique bien le lieu où le col de l'utérus se trouve implanté sur le vagin. Enfin des plaques rouges, enflammées, se voient au pourtour de l'urèthre et dans la partie la plus déclive de la tumeur, indiquant le trajet de l'urine, qui en s'écoulant involontairement ne tarde pas à produire de véritables ulcérations.

La continuité de la tumeur avec la muqueuse du canal vaginal permet d'y reconnaître les mêmes caractères extérieurs; ainsi elle présente des rides nombreuses, des replis que l'on peut suivre et que l'on voit se continuer avec ceux de la muqueuse vaginale. Au début, ces rides sont mobiles sur la tumeur; à son extrémité, dans le point le plus déclive qui regarde un peu en arrière, ces rides de la membrane externe convergent vers un repli très prononcé, situé transversalement, d'une couleur plus foncée, plus livide; ce repli circonscrit l'ouverture de la cavité utérine; on voit sourdre quelquefois par son orifice un liquide visqueux.

Au bout d'un certain temps, si la tumeur ne rentre pas dans le vagin, l'action de l'air sur cette muqueuse change bientôt ses propriétés; elle devient sèche, lisse; elle se décolore, s'amincit, et alors elle ressemble tout à fait à du parchemin; des plaques épidermiques s'en détachent; en un mot, cette muqueuse, ainsi maintenue à l'extérieur, prend tous les caractères anatomiques et physiologiques de la peau. Toutes ces altérations peuvent disparaître, et la muqueuse recouvrer ses propriétés, si la tumeur est réduite dans l'intérieur de la cavité vaginale. Mais si son volume augmente de plus en plus, les modifications de cette muqueuse deviennent de plus en plus profondes, elle participe à l'hypertrophie générale des tissus sous-jacents produite par une espèce de stase du sang dans une partie rejetée à l'extérieur, soumise à l'action de la pesanteur et comprimée à sa base. Le frottement incessant des vêtements, de la face interne des cuisses, entre lesquelles elle est continuellement froissée, le contact de l'urine qui s'écoule en bavant sur sa face antérieure, toutes ces causes amènent rapidement des inflammations ulcératives à sa surface; il est très fréquent de voir sur ces tumeurs, principalement en arrière et sur sa face antérieure, qui sont toutes les deux plus exposées aux frottements, soit dans le lit, soit lorsque la malade est debout, il est très fréquent de voir de larges plaques ulcérées à moitié, à bords irréguliers déchiquetés, donnant très peu de suppuration, et pouvant, dans quelques cas rares, présenter des traces de gangrène. Les nombreuses planches du mémoire de M. Huguier montrent toutes ces variétés de configuration de ces plaques ulcérées de la muqueuse vaginale renversée dans la chute de l'utérus.

Dans les tumeurs anciennes, à mesure que le vagin descend, que le poids de la tumeur augmente, il se passe un phénomène particulier du côté de l'ouverture du col utérin, phénomène que Scanzoni a décrit sous le nom d'inversion du col. On l'observe surtout chez les femmes qui ont eu des enfants, il tient sans doute à un effacement des lèvres du museau de tanche, à un élargissement de l'ouverture même du col, lésions qui existaient sans doute déjà avant la chute de l'utérus et que l'on peut constater facilement sur des femmes qui n'ont aucune espèce d'abaissement de cet organe : cet état peut donc être regardé comme une prédisposition. Voici le mécanisme suivant lequel il s'opère. L'orifice utérin se dilate d'abord d'une manière sensible, ses bords s'écartent régulièrement et forment bientôt un centre saillant de 3 à 4 centimètres de diamètre ; au milieu on aperçoit le col ou plutôt sa cavité, car il est renversé de manière que sa membrane muqueuse boursouflée forme un anneau rougeâtre, d'un bleu violacé qui entoure l'ouverture même de la cavité du col. On voit souvent sourdre par cet orifice un mucus filant qui provient de la sécrétion des follicules muqueux du col enflammé. Cette ouverture peut être considérablement agrandie soit que des couches antérieures aient complétement détruit le museau de tanche, soit que des pressions répétées du membre viril aient dilaté cette ouverture comme les auteurs anciens en rapportent quelques exemples. M. Huguier l'a vue présenter jusqu'à 5 centimètres de diamètre. Pour ce chirurgien cette dilatation par renversement du col utérin est produite par la résistance que le vagin renversé oppose à la descente progressive de l'utérus sous la pression continuelle des viscères abdominaux. M. le professeur Jobert (de Lamballe) a attribué cet agrandissement de l'ouverture du col utérin à la disposition particulière des fibres musculaires qui entourent cet orifice (*Union médicale*, 1858). D'un autre côté, il n'est pas rare de voir l'oblitération complète de cette ouverture ; nous avons indiqué déjà dans quelles régions du col elle pouvait se rencontrer.

Signes fournis par le toucher.

L'examen attentif de la tumeur par le toucher fait reconnaître une sensation particulière de mollesse, qui n'est pas la même dans les différents points de la tumeur. Ainsi en avant, dans les cas de prolapsus un peu développés, on trouve une véritable sensation de fluctuation, on peut limiter une certaine étendue à la partie antérieure et supérieure de la tumeur où l'on trouve une certaine résistance, une élasticité, et une véritable fluctuation. Si l'on presse un peu fortement sur cette région en la comprimant de bas en haut, on sent qu'elle s'affaisse ; dans quelques tumeurs anciennes, cette pression fait sortir l'urine par le méat urinaire, et nous verrons que la paroi de cette cavité est très mince, puisqu'on peut la soulever avec une sonde introduite dans la vessie dont elle est une dépendance.

En comprimant la tumeur pendant un certain temps on la déprime, on parvient alors à sentir profondément une résistance produite par un tissu plus dur qui affecte une forme cylindrique allongée. Dans les tumeurs volumineuses et anciennes, on peut pratiquer cet examen sans grande douleur pour la malade. On peut suivre alors jusqu'au pédicule de la tumeur ce corps résistant que nous venons de signaler; dans quelques cas, on peut le limiter avant d'avoir atteint le pédicule. On sent alors une tumeur profonde globuleuse, plus large dans ce point qu'à l'extrémité inférieure de la tumeur; au-dessus existe un vide : on peut serrer le pédicule dans les doigts sans avoir la sensation d'aucun corps d'un certain volume dans son intérieur : à tous ces signes on reconnaîtra l'utérus et son déplacement complet dans la tumeur. Dans des cas plus nombreux, on sent cette tumeur s'enfoncer dans le vagin, et l'on peut la mesurer approximativement par la sensation qu'elle donne. Les autres signes fournis par le toucher rectal, vaginal, quand les parois du vagin ne sont pas complétement renversées, les recherches par l'exploration au-dessus du pubis, permettent de reconnaître le corps de l'utérus et sa continuité avec le gros cordon résistant que nous venons de signaler.

Il est difficile d'apprécier le poids de la tumeur, parce qu'elle est soutenue par un pédicule large et qu'elle offre une mobilité assez restreinte. Dans quelques cas rares, dans les tumeurs anciennes et très développées, on trouve en arrière une sensation très marquée d'élasticité, en même temps que la tumeur offre un développement considérable; si on la comprime pendant un certain temps comme pour la réduire, on ne tarde pas à la voir dispa raître avec un bruit particulier de gargouillement qui indique la présence d'anses intestinales dans son intérieur.

L'abaissement si fréquent de la totalité de l'organe même dans les cas ou le développement exagéré d'une de ses parties l'a entraîné au dehors, rend difficile l'examen par l'hypogastre. Ce n'est que dans certains cas, chez les sujets très maigres, que la main peut aller reconnaître le corps de l'utérus derrière la vessie, encore dans cet examen faut-il imprimer des mouvements à la tumeur pour bien s'assurer que l'on a affaire à cet organe, et ne pas le confondre avec des tumeurs des ovaires, des trompes ou des amas de matières remplissant le rectum.

Cathétérisme vésical.

Le cathétérisme vésical peut servir à reconnaître la situation de l'utérus, mais principalement à constater la disposition particulière qu'affecte la vessie, la déviation de l'urèthre. J'ai signalé déjà le déplacement du méat urinaire qui, recouvert par des plis du vagin, est quelquefois caché sous le clitoris et son prépuce tiraillé en bas; j'ai montré les différentes courbures que prend le canal de l'urèthre, sa déviation dans un déplacement considérable de l'utérus. Ces changements de situation nécessitent de pratiquer le cathétérisme d'une manière différente que dans l'état normal.

Après avoir déplissé la région supérieure de la vulve pour apercevoir le méat urinaire, on introduit l'extrémité de la sonde dans son ouverture; mais à une distance d'un centimètre à 1 centimètre et demi, il est nécessaire d'élever le pavillon en haut pour diriger l'instrument en arrière vers le rectum, parallèlement au pubis, afin de suivre la nouvelle direction de l'urèthre. La courbure de la canule permet aussi très bien, dans ce cas, l'emploi d'une sonde d'homme dont on tourne la concavité en bas. L'instrument étant introduit permet de reconnaître les rapports du diverticulum de la vessie qui a été entraîné en bas. Avec le bec de la sonde on peut soulever la paroi vaginale et constater les limites inférieures du cystocèle; en le portant en arrière du côté du rectum, on peut, en combinant cette exploration avec le toucher rectal, reconnaître si le col de l'utérus est encore placé entre la vessie et l'intestin; dans le cas d'absence de l'utérus le doigt reconnaît facilement la sensation que donne l'instrument.

Cathétérisme utérin.

Il est un moyen qui permet d'apprécier facilement la mensuration de la cavité utérine, mais il offre des dangers très sérieux, et l'on ne devra l'employer qu'avec la plus grande prudence, je veux parler du cathétérisme utérin. L'introduction de l'hystéromètre dans la cavité utérine permet de constater souvent sa longueur plus grande qu'à l'état normal. Nous avons déjà donné les chiffres des variations. Cette disposition est si fréquente que M. Aran admet que l'utérus est constamment allongé dans l'abaissement, et plus cet abaissement est considérable, plus l'allongement est marqué. Cette opinion doit surtout se rapporter aux faits de chute de l'utérus, produite par l'hypertrophie du tissu de l'organe; sans cela elle est trop absolue, car dans les cas de prolapsus par cause accidentelle, ou sans lésion organique, cette cavité ne peut augmenter sensiblement, malgré le degré très avancé du déplacement. Dans ses leçons de clinique, le savant médecin de l'hôpital Saint-Antoine a observé un fait intéressant sur cet allongement de la cavité utérine qu'il regarde comme plus apparent que réel. Si en effet on introduit la sonde dans l'utérus pendant qu'il est hors de la vulve et qu'on pratique la même opération après avoir eu préalablement le soin de refouler cet organe jusqu'à une certaine hauteur dans le vagin, on trouvera que l'utérus allongé, dans le premier cas, aura repris sa longueur normale dans le second.

Cet examen permet aussi de constater les différentes positions vicieuses que peut prendre l'utérus, même après sa sortie incomplète de l'excavation pelvienne et peut servir à les corriger ; mais les autres moyens, tels que le toucher rectal, vaginal, vésical, permettent d'arriver au même résultat, et ils n'offrent par les mêmes dangers que celui-ci.

Toucher rectal.

L'exploration par le rectum permet de reconnaître avec la plus grande facilité si l'intestin envoie un prolongement dans la tumeur. On peut ainsi apprécier la situation de l'utérus, sa forme, et distinguer quelle est la partie qui est sortie au dehors. Quelquefois cependant, le doigt peut à peine atteindre l'utérus, d'autres fois au contraire, dans les cas de rétroflexion, ce moyen sert à le redresser et à faciliter sa rentrée dans la cavité pelvienne. Ce moyen d'exploration est nécessaire pour s'assurer si le corps de l'utérus a dépassé le détroit inférieur du bassin, et il permet très bien d'apprécier la tension des ligaments, principalement des ligaments utéro-sacrés, replis de Douglas, qui forment deux saillies sensibles sur les côtés du rectum.

SYMPTÔMES GÉNÉRAUX.

Bien avant l'apparition d'une tumeur dans la région de la vulve, les malades présentent des phénomènes locaux et généraux qui ont appelé leur attention, mais dont elles ne peuvent expliquer la cause. Pendant longtemps, c'est un sentiment de gêne, de pesanteur dans les lombes, dans l'abdomen, les douleurs s'irradient du côté du pli de l'aine, les malades ont la sensation d'un corps étranger qui les oblige à faire des efforts continuels comme pour l'expulser hors des parties génitales. Des phénomènes d'irritation du côté des autres organes du bassin déterminent des accidents à peu près semblables : ainsi les malades ont des envies fréquentes d'uriner, d'aller à la garderobe; pour rendre une très petite quantité de matières, et pour accomplir cet acte, elles font des efforts incessants. Toutes ces causes tendent à augmenter la congestion sanguine vers ces organes, déjà si vasculaires, et il en résulte une espèce de continuité dans la marche des symptômes qui augmentent surtout lorsqu'à cet état pathologique vient se joindre la congestion menstruelle.

Ces symptômes peuvent amener des désordres au loin et retentir sur toute l'économie. Ainsi, du côté des organes digestifs, les fonctions ne se feront plus avec la même régularité ; il survient des désordres du côté de la nutrition, les malades maigrissent; mais c'est surtout par l'extension des symptômes nerveux que cette période se caractérise, et ces nouveaux phénomènes rendent encore plus difficile la recherche exacte de la maladie qui peut en être la cause. Ainsi les malades offrent tous les troubles sympathiques nerveux que l'on peut rencontrer du côté des organes digestifs, et dans quelques cas, sous l'influence de cette excitation douloureuse continuelle, on voit se déclarer de véritables symptômes d'hystérie.

Lésions de la sensibilité.

Une fois que les malades ont reconnu la présence d'une tumeur à la vulve, elles observent mieux les symptômes qui vont aller en augmentant et ceux qui vont se produire de nouveau. En général, les douleurs que nous venons de décrire et qui s'irradient dans les lombes, dans la profondeur du petit bassin, du côté du pli de l'aine, diminuent; elles reparaissent cependant et augmentent lorsque les malades restent longtemps debout, font des efforts pour soulever des fardeaux, tandis qu'elles se calment dans la position horizontale ou après le repos. Il semble que la maladie une fois produite, les organes internes s'accommodent à ce déplacement, ou plutôt les ligaments tiraillés qui sont certainement la cause de ces douleurs, comme nous le verrons dans la physiologie pathologique, ont subi alors un allongement assez considérable qui leur a fait perdre leur élasticité, leur contractilité propre; ils ne peuvent plus retenir les organes, étant trop relâchés, et leur action sur les tissus devient de plus en plus faible.

Mais un autre phénomène reste constant, il agit toujours tant que la tumeur s'accroît, c'est lui qui entretient les douleurs vagues et sourdes de la profondeur du bassin et qui retentit sur les organes pelviens, je veux parler de la congestion chronique des ligaments des vaisseaux de ce tissu dartoïque et vasculaire qui existe au pourtour du col utérin. Les malades continuent à éprouver de petites douleurs sourdes, continues, qui les excitent à pousser et à faire sortir la tumeur de plus en plus. Ce mécanisme et cette cause sur lesquels nous reviendrons, ont été étudiés avec beaucoup de soin par mon savant maître M. Cazalis, médecin de la Salpêtrière. Il compare ce phénomène à ce qui se passe dans la congestion hémorrhoïdaire, où des douleurs faibles, incessantes, produisent un ténesme continu qui force les malades à pousser au dehors, ayant la sensation d'un corps étranger dans le rectum. Ces manœuvres répétées finissent par amener la chute de la muqueuse de toute cette région. Dans la chute de l'utérus, les malades racontent parfaitement, dans toute cette première période de la maladie, avoir ressenti, et surtout à certaines époques, ce sentiment de douleur qui, du côté des organes urinaires et du côté de l'intestin, se traduit par des ténesmes, douleur qui les force à pousser lentement mais continuellement, incessamment.

A mesure qu'on s'éloigne du début, les douleurs abdominales diminuent, et en général on ne les retrouve plus que très vagues, très peu intenses, alors que la tumeur a acquis un volume considérable et qu'elle devrait agir plus fortement sur les parties qui la soutiennent. Mais en diminuant, ces symptômes offrent des temps d'arrêt et même des augmentations aux époques menstruelles, comme nous l'avons déjà indiqué.

La tumeur elle-même n'est pas très douloureuse : au début, lorsqu'elle vient à sortir, la compression de l'anneau vulvaire peut la rendre un peu sensible, mais en général celui-ci résiste peu, et dans le plus grand nombre des cas, la malade ayant eu des enfants, il n'est pas une cause de constriction bien considérable. La présence de cette nouvelle tumeur contre les grandes lèvres, contre la cuisse, à mesure qu'elle descend, irrite les parties. Si l'on vient à la presser, il faut agir avec une certaine force pour occasionner de la douleur à la malade, douleur profonde, sourde, pungitive, qui indique que l'on agit sur la matière elle-même. Quand la tumeur a acquis un volume considérable, l'action de l'air extérieur sur la muqueuse vaginale a rendu celle-ci insensible; les malades portent souvent des ulcérations nombreuses sur la surface de celle-ci sans en éprouver aucune gêne, le frottement des corps durs sur cette région leur est tout à fait insensible. Quant à l'étude de ce symptôme dans les autres organes voisins, elle trouvera plutôt sa place dans la description des désordres dont ils sont le siége.

Troubles fonctionnels de l'utérus.

En général, la chute de l'utérus survient chez des femmes déjà âgées, et les troubles que le déplacement de cet organe aurait pu produire sont moins graves que chez une femme adulte. Dans ce dernier cas, l'exposition du col utérin au contact de l'air, son tiraillement par le renversement du vagin, sa compression à l'orifice vulvaire, peuvent amener des désordres aux époques menstruelles. Souvent il y a des irrégularités et des arrêts; d'autres fois, au contraire, l'hémorrhagie est plus abondante et dure plus longtemps. Si la tumeur était facilement réductile avant l'époque menstruelle, son augmentation de volume, sa turgescence, sa sensibilité plus grande pendant cette période, l'empêchent de rentrer dans le vagin.

Cette situation de l'utérus soumis à l'action de la pesanteur, sa compression, ou plutôt celle des tissus qui l'environnent, au milieu desquels se trouvent ses vaisseaux et ses nerfs, la périodicité de ces causes et souvent leur continuité, amènent les phénomènes que l'on observe dans tous les organes où la circulation est entravée. Ces congestions passives peuvent ne pas se traduire par des symptômes appréciables au malade, si ce n'est par les douleurs et les épreintes que nous avons déjà signalées ; elles agissent seulement alors sur le tissu utérin qu'elles hypertrophient ; elles augmentent son poids, son volume; s'ajoutent enfin à toutes les causes qui peuvent rendre son prolapsus plus complet. Nous reviendrons sur ces phénomènes qui doivent compter au nombre des causes les plus vraies de la production de la chute de l'utérus, et qui ont été bien observées par M. Cazalis et M. Cusco, dans les faits nombreux de chute de l'utérus qu'ils ont rencontrés à l'hospice de la Salpêtrière.

Ces phénomènes congestifs peuvent se traduire à l'extérieur par des hémorrhagies passives, une sécrétion plus abondante du mucus utérin et l'existence d'un véritable catarrhe utérin. De plus, ils ne restent pas confinés à l'utérus ; ils se propagent aux annexes, et rien alors n'est fréquent comme de rencontrer des tumeurs des ovaires, des trompes, avec la chute de l'utérus, nées sans doute sous l'influence d'une même cause générale.

Le vagin est en partie renversé au dehors ; une tumeur sort de la vulve. Cette nouvelle disposition des parties rend presque impossible les rapports sexuels : de là la stérilité quand il n'y a pas d'autres causes matérielles, comme une lésion organique des ovaires et des trompes. Cependant des auteurs ont rapporté des faits de grossesses survenues, l'utérus étant hors de la vulve. C'est alors une complication et une cause d'accroissement de la tumeur, à cause du poids énorme avec laquelle elle pèse sur les ligaments qui la soutiennent et de l'augmentation de la congestion sanguine que cet état amène.

Troubles fonctionnels de la vessie.

La disposition anatomique que nous avons signalée du côté des organes urinaires, nous rend bien compte des symptômes qui surviennent dans l'accomplissement des fonctions de ces organes.

Le phénomène de la douleur, les envies continuelles des malades pour rendre leurs urines, ne dépendent pas seulement du cystocèle, mais des phénomènes congestifs de toute cette région. De plus, la déviation du canal de l'urèthre, et la formation du diverticulum vésical rendent la miction difficile. La vessie distendue, tiraillée, a perdu une partie de sa force contractile, elle ne peut repousser l'urine qui est obligée de sortir contre son propre poids et de lutter contre la courbure angulaire du canal de l'urèthre, au niveau de son passage sous l'arcade pubienne. Il en résulte que les malades se livrent à des efforts considérables pour vider leur vessie, efforts qui tendent à faire descendre de plus en plus l'utérus et à augmenter le prolapsus vaginal, toutes ces causes étant encore aidées par la position accroupie que prennent les malades, position qui est la plus favorable pour amener l'abaissement physiologique de l'utérus, comme l'a démontré M. le professeur Malgaigne. Quand ces efforts sont infructueux, les malades sont obligées de comprimer la tumeur afin de réduire en partie le cystocèle, ou de se pencher en avant pour rétablir la direction en bas du canal de l'urèthre.

L'écoulement de l'urine est lui-même une source de nouveaux accidents pour la malade : le jet de l'urine ne pouvant être lancé avec une certaine force au delà de la tumeur, le liquide coule sur la muqueuse du vagin, l'irrite, l'enflamme, et est la cause des ulcérations nombreuses que l'on constate si souvent sur la tumeur. On reconnaît, d'après la forme, la direction des ulcérations, la cause qui les a produites, l'écoulement involontaire de l'urine laissant un trajet accusé par ces ulcérations. Elles peuvent, si elles sont négligées, amener la mortification de cette paroi vaginale. Scanzoni a observé un fait dans lequel un ulcère gangréneux de la largeur d'une pièce de deux francs, situé à la partie antérieure du prolapsus du vagin, perfora la vessie renfermée dans la tumeur et fut ainsi la cause d'une fistule vésico-vaginale.

L'urine renfermée dans le réservoir de la vessie s'écoulant ainsi avec difficulté s'altère bientôt, elle amène très souvent l'inflammation de la membrane muqueuse, et les produits purulents qui s'écoulent alors incessamment sur le vagin sont une cause nouvelle d'inflammation souvent gangréneuse. Des calculs peuvent se former dans ce diverticulum vésical, et dans un cas Blandin a incisé directement cette poche pour les extraire.

Troubles fonctionnels du rectum.

Une partie des symptômes que nous venons d'observer du côté de la vessie se retrouvent du côté du rectum ; les malades éprouvent dans la région de l'anus des douleurs, épreintes et envies fréquentes d'aller à la garderobe. Ici la conformation de l'organe n'est pas aussi altérée que dans le cas précédent. Cependant la défécation est difficile, il y a une constipation opiniâtre. Si la tumeur vaginale est très développée, elle tombe en arrière et peut quelqufois gêner la sortie des matières, phénomène signalé par M. Huguier ; on comprend que dans ces cas la muqueuse vaginale soit enflammée, ulcérée par ce contact. Quand le prolapsus utérin est compliqué de rectocèle, les matières s'amassent dans le diverticulum intestinal, les malades sont obligées de le repousser, de refouler la tumeur afin que ces matières puissent reprendre la direction de l'intestin. Dans quelques cas, la muqueuse de l'extrémité inférieure de ce conduit vient faire hernie à l'extérieur du prolapsus causé par les efforts continuels qui agissent sur cette région.

OBSERVATIONS.

J'ai exposé avec détails dans l'anatomie pathologique et la symptomatologie les signes auxquels on reconnaissait la chute de l'utérus, j'ai montré leur importance, j'ai insisté principalement sur ceux qui caractérisaient les différents degrés de cette affection, je ne reviendrai pas sur cette distinction. Je donnerai seulement quelques exemples, types de la chute complète et de la chute incomplète de l'utérus, avec allongement et sortie du col utérin hors de la vulve.

Les deux faits suivants ont été rencontrés à l'amphithéâtre des hôpitaux : nous avons fait l'autopsie avec le plus grand soin avec notre collègue M. le docteur Bastien. Ils nous ont montré la plupart des lésions dont nous venons de donner la description. Nous en avons donné les dessins pour bien faire voir la nouvelle situation qu'affectent les organes et les changements que le déplacement a apportés à leur configuration. (Voyez la figure 1 de la planche IV et la figure 2 de la planche III.)

Chute incomplète de l'utérus, avec allongement du col, prolapsus du col utérin, hypertrophie des cloisons utéro-vaginales.

Le 28 avril 1859, nous avons rencontré, sur une femme âgée de soixante ans environ, une chute de l'utérus avec renversement complet du vagin entre les cuisses. Les vergetures nombreuses qui existaient sur l'abdomen de cette femme semblaient indiquer qu'elle avait eu des enfants ; le cadavre était très gros et fortement constitué.

Entre les cuisses existait une tumeur aussi grosse que le poing, se terminant en forme de poire et présentant à son extrémité, sur le côté gauche et un peu en bas, une dépression, une sorte de cicatrice tout à fait fermée, qui indiquait le point où le vagin s'insère sur le col utérin. On ne trouvait aucune trace de museau de tanche, dans l'exploration des parties. Cette tumeur descend entre les cuisses dans une étendue de 4 centimètres, à partir de la fourchette ; il est facile de reconnaître qu'elle est formée par le vagin. Celui-ci présente une teinte blanchâtre ; sa surface est rugueuse, recouverte de lambeaux épidermiques qui se détachent facilement. En examinant les rapports de ce conduit, on constate que sa paroi antérieure est complétement renversée en avant : elle est située sur le même plan que l'urèthre ; sur les côtés, il existe encore un canal qui a 2 centimètres de profondeur ; enfin, en arrière, au niveau de la fourchette, on peut pénétrer à 3 centimètres.

En comprimant cette masse formée par le vagin, on sent qu'elle est traversée par un corps dur, allongé, qui occupe son centre jusqu'à son extrémité, de la grosseur du petit doigt, et qui semble le col de l'utérus. Même en tirant sur la tumeur, on ne peut sentir, dans l'exploration par le vagin, le corps utérin; au contraire, pendant cette traction, qui ne fait que maintenir la masse de la tumeur amenée jusqu'à la fourchette, le toucher rectal permet de sentir facilement, avec le doigt recourbé en crochet, le fond de l'utérus; et si l'on vient à relâcher la tumeur et à la tirer alternativement, on sent que cette tumeur suit le mouvement du corps allongé que nous avons distingué d'abord dans son centre, et qui n'est autre chose que le col utérin. Le toucher vaginal, comme le toucher rectal, permet en outre de constater l'existence d'une tumeur dure, arrondie, très résistante, que nous croyons être un corps fibreux, situé au-dessus du corps de l'utérus et placé tout à fait en avant du rectum.

La tumeur générale formée par le vagin est réductible, mais la moindre pression sur l'abdomen la fait reparaître. Dans cette réduction, le vagin est tellement distendu, que l'on peut facilement y introduire le poing. Nous notons encore la dimension considérable des grandes lèvres. Du côté de l'anus, la muqueuse rectale faisait hernie au dehors; en tirant sur la tumeur vaginale un peu en haut, on faisait rentrer ce prolapsus de membrane muqueuse.

En ouvrant la cavité abdominale, après avoir enlevé le paquet intestinal qui remplit le petit bassin, on aperçoit, au fond de cette excavation, le sommet du corps de l'utérus caché tout à fait derrière la vessie. Il existe un enfoncement très marqué entre ces deux organes, dans lequel pénètre le péritoine; si l'on enfonce le doigt dans ce cul-de-sac vésico-utérin, on voit qu'il déborde au moins de 2 centimètres le bord inférieur de la symphyse pubienne. Pour peu qu'on tire sur la tumeur, ce cul-de-sac arrive jusqu'à la grande lèvre. Le cul-de-sac postérieur recto-vaginal déborde de 3 centimètres le pubis; une tige enfoncée perpendiculairement du bord inférieur de cette symphyse vers la fourchette, à travers la tumeur, traverse le sommet du cul-de-sac antérieur et arrive seulement au niveau du cul-de-sac postérieur. Si l'on mesure la distance qui s'étend de cette tige au sommet de la tumeur, on a la distance des culs-de-sac, qui est de 7 centimètres. Aucun des ligaments de l'utérus ne paraît tendu, excepté peut-être les ligaments larges; mais il faut tenir compte de deux tumeurs situées sur leur trajet, et qui remplissent le fond du petit bassin. En arrière de l'utérus, sont ces deux tumeurs de l'ovaire; à droite, tumeur osseuse de la grosseur d'un œuf; à gauche, kyste multiloculaire du même volume.

La vessie présente un cystocèle vaginal, qui descend presque jusqu'à la moitié de la tumeur entre les cuisses. Si l'on introduit une sonde dans ce réservoir, on est tout de suite arrêté par un obstacle; il faut élever le pavillon au-devant du pubis pour pénétrer dans la cavité urinaire. On constate alors facilement qu'il existe deux réservoirs presque séparés : un supérieur, directement au bout de la sonde lorsque le canal est redressé; l'autre inférieur, dans la tumeur herniée : ces deux réservoirs semblent communiquer par un orifice rétréci. Du col de l'urèthre au fond du cystocèle, on mesure 6 centimètres.

La cavité utérine mesure 12 centimètres; elle est élargie notablement. Sa surface interne est rouge noirâtre; sa cavité renferme des mucosités; ses parois ne sont pas épaissies. A l'extrémité du col, dans lequel on ne constate plus de rides, mais une surface lisse, rosée, on trouve une véritable imperforation du côté du vagin; si l'on introduit un stylet le long du canal, une pression très faible a détruit cette petite oblitération du museau de tanche. Pas de lèvres apparentes, uniformité du col, qui, très grêle, se termine en poire au niveau du corps de l'utérus. Ce col n'a aucune apparence d'hypertrophie; au contraire, il est pâle, comme fibreux, et paraît plutôt atrophié en épaisseur, tandis qu'il est très allongé.

Nous avons pris le moule des parties molles extérieures et celui de la cavité du petit bassin, sans rien déranger, après avoir enlevé les intestins. (Voyez la figure 1 de la planche IV, la figure 1 de la planche V, et la figure 2 de la planche VI.)

Chute incomplète de l'utérus avec allongement du col, prolapsus du col utérin, hypertrophie des cloisons utéro-vaginale, utéro-vésicale.

Voici une autre autopsie faite en décembre 1859. Sur une femme de soixante-cinq ans nous trouvâmes une tumeur asssez volumineuse entre les cuisses : son diamètre était de 5 centimètres et demi. Elle sortait de la vulve, mais sa mesure a été prise du bord libre des grandes lèvres et nous a donné 3 centimètres seulement. Cependant le cul-de-sac vaginal postérieur est tout à fait effacé, tandis que l'antérieur présente l'orifice de l'urèthre presque à son niveau. Le cathétérisme utérin nous donne 9 centimètres de profondeur. Le vagin formait un repli circulaire autour du pédicule de la tumeur, mais on ne pouvait glisser le doigt dans ce repli, à cause du renversement des parois. Le sommet de la tumeur présentait un orifice dont les bords étaient renversés, rouges, formant une double saillie ; au centre était l'ouverture utérine dans laquelle on a introduit une sonde. La vessie était petite, envoyant un prolongement en avant ; cystocèle dont la profondeur était de 5 centimètres. L'utérus était mince, caché derrière la vessie. Du côté gauche le péritoine qui tapisse les vaisseaux ovariques était tiraillé. Le cul-de-sac péritonéal antérieur ou vésico-utérin est peu enfoncé ;

le postérieur est considérable. Si l'on introduit le doigt dans cette région, on arrive dans une cavité qui descend dans la tumeur au dehors de la vulve ; une incision faite dans cette région sur le vagin renversé pénétrerait tout de suite dans le péritoine. Les ovaires sont descendus dans le petit bassin, le péritoine qui recouvre le rectum est entraîné. (Voyez la figure 2 de la planche III.)

La chute complète de l'utérus est assez rare pour qu'on puisse compter les faits qui existent dans la science. Les recherches de M. Huguier ont démontré que beaucoup d'observations anciennes que l'on avait présentées comme des exemples de prolapsus complet, ne présentent pas tous les caractères que l'on assigne aujourd'hui à ce degré de déplacement de l'utérus. Je ne puis ici reproduire tous ces faits, je donnerai seulement l'exemple suivant, emprunté à Froriep, comme un type de la chute complète de l'utérus, simple, c'est-à-dire sans aucune lésion primitive ou consécutive de cet organe. (Voyez la figure 1 de la planche III.)

Chute complète de l'utérus.

Une femme de soixante et dix-huit ans fut apportée en février 1839 à l'hôpital de la Charité, épuisée, presque sans connaissance ; elle mourut deux jours après son entrée. A l'autopsie, on trouva une chute considérable de l'utérus, remarquable surtout en ce que la partie antérieure et supérieure de la tumeur était gonflée, élastique, tandis que la partie postérieure et inférieure était plus ferme et plus dure. Aucune altération des autres viscères, si ce n'est une infiltration sanguine de poumon, ne pouvait expliquer la mort.

En examinant la chute de l'utérus, chute sur laquelle

on n'avait aucun renseignement antérieur, on trouva un prolapsus considérable du vagin : la partie supérieure était renversée et invaginée dans la partie inférieure. Cette invagination avait naturellement eu pour résultat d'occasionner un renversement complet de tout le vagin, entraînant tout l'utérus. Outre ce déplacement des organes et la chute de la vessie qui l'accompagne ordinairement, il existait une déviation du canal de l'urèthre qui était dirigé perpendiculairement en bas ; on trouvait aussi dans cette pièce des traces d'irritation chronique du vagin et de l'utérus. Les parois vaginales aussi bien en avant, où elles avaient entraîné la vessie, qu'en arrière, étaient manifestement épaissies, et l'orifice du col était complétement oblitéré dans une étendue de deux lignes et demie, en sorte que la cavité utérine était fermée en avant. L'orifice externe de l'utérus était simplement accusé par une très petite dépression à peine sensible ; à la partie postérieure du vagin se trouvait une petite tumeur superficielle à contours épaissis ; les ligaments de l'utérus et les ovaires avaient naturellement suivi cet organe dans sa chute, et ces dernières reposaient sur le périnée.

Les rapports du péritoine, qui s'était allongé en bas consécutivement à la chute de l'utérus et du vagin, n'étaient point changés en ce qui concernait les autres organes du bassin. Ainsi, il descendait sur la partie postérieure de la vessie jusqu'au col de l'utérus, passait sur l'utérus, et au niveau de l'orifice interne de la matrice, se dirigeait sur sa face antérieure, passait ensuite sur sa face postérieure au niveau de la lèvre postérieure, et arrivait à l'intestin après avoir recouvert toute la paroi postérieure du vagin. Il existait d'après cette disposition une petite partie de la région périnéale, de l'épaisseur d'un pouce et demi, qui séparait le péritoine du sphincter anal, en sorte que les rapports que l'on trouve dans les différentes formes du *prolapsus uteri ex hernia vaginali posteriore* n'existaient point dans ce cas. Les deux uretères, qui avaient acquis le calibre du doigt, remontaient dans le bassin : ce développement est un signe d'une rétention prolongée de l'urine.

Le réservoir de la vessie était divisé en deux cavités qui communiquaient ensemble par un petit canal juste au-dessous de la symphyse du pubis. Il y avait eu probablement en même temps un sac herniaire, car le péritoine, en avant et en arrière de l'utérus, dépassait l'orifice de celui-ci de 4 pouces. Toutefois il était facile de voir, en se représentant les parties replacées dans le bassin, que le péritoine, quoique allongé, conservait toujours ses rapports. En effet, la vessie, à sa face supérieure et postérieure, était recouverte par le péritoine, sa face antérieure et inférieure ne l'était point. L'utérus n'avait point changé de forme : la face antérieure était aux trois quarts recouverte par le péritoine et complétement à sa face postérieure. Enfin, le tissu cellulaire du périnée n'avait point été déplacé, il existait dans une épaisseur d'un pouce et demi ; en sorte que le péritoine passait sur la face antérieure du rectum, à un pouce et demi au-dessus du sphincter anal. La partie du péritoine qui existe entre l'utérus et le rectum était, il est vrai, notablement agrandie, mais elle n'était point descendue plus bas qu'à l'état normal : il ne pouvait donc être question de l'existence d'un sac herniaire. (Froriep, *Chirurgische Kupfertafeln*, tafel CCCCXVI. — Voyez la figure 1 de la planche III.)

ETIOLOGIE.

La chute de l'utérus reconnaît une foule de causes très diverses dans leur nature et dans leur action : les unes en effet, situées en dehors de l'utérus, peuvent agir sur cet organe d'une manière tout à fait mécanique; d'autres, au contraire, sont inhérentes à l'utérus lui-même et peuvent être des causes déterminantes. Enfin, un ensemble de causes qui résident dans l'individu ou qui agissent sur lui constituent une prédisposition.

Avant de rechercher la nature des causes si diverses de la chute de l'utérus, nous pouvons remarquer que toutes ont pour effet d'agir d'une manière mécanique, que ce soit l'organe lui-même qui soit actif, ou qu'il subisse passivement l'influence des causes productrices. Toujours est-il qu'à ce point de vue, l'utérus, soutenu par le plancher périnéal et par les ligaments, ne sera déplacé et abaissé que par les causes qui agiront sur ces deux ordres de soutien, soit d'une manière directe, comme les causes occasionnelles, soit d'une manière indirecte, comme les prédispositions.

Au premier rang des causes doivent se placer les efforts, et, partant, toutes les professions qui nécessitent chez la femme une trop grande dépense de force; toutes les causes qui augmentent la pression habituelle et normale des viscères dans l'abdomen, telles que la station debout, la compression par les vêtements serrés, seront regardées comme des causes prédisposantes. D'une autre part, l'influence générale de l'économie sur nos tissus ou une disposition vicieuse, au point de vue de la résistance mécanique à l'effort, doivent être rangées dans le même ordre de causes. Ainsi, une constitution lymphatique dans laquelle les tissus sont faibles, peu résistants, un affaiblissement général de la constitution, peuvent être rapprochés de cette dernière cause, et ils peuvent expliquer comment cette affection est plus fréquente dans la classe malheureuse. Mayer a observé que sur 1440 femmes traitées pour des maladies des organes génitaux, en notant celles qui étaient atteintes de prolapsus utérin, les 470/933 appartenaient à la classe malheureuse et qu'il n'y avait que les 28/507 pour les classes heureuses. M. le professeur Malgaigne a fait une statistique au point de vue du cystocèle, et ces faits ont été obtenus aussi sur la classe pauvre, au bureau central des hôpitaux. Dans une première série, sur 100 femmes atteintes de déplacement des viscères qui venaient demander des bandages herniaires, 8 étaient atteintes de chute de matrice. Une seconde statistique porte sur 89 femmes , on trouva 15 chutes de matrice. (*Mém. sur le cystocèle*, dans *Journal de chirurgie*, t. I.)

Toutes les causes qui dans se bassin, dans le voisinage de l'utérus, peuvent agir sur ses deux ordres de soutien, telles que l'élargissement du bassin, le relâchement du périnée ou des ligaments, peuvent encore être regardées comme prédisposantes. Or, aucune cause n'agit aussi puissamment sur toute la région du bassin que le phénomène de l'accouchement. Plus il se répète, plus il agit et sur les moyens de suspension, et sur les moyens de soutien de l'utérus. Cette cause a été admise par tous les observateurs comme étant une des plus influentes, et les faits viennent à l'appui de cette opinion. Scanzoni dit que sur 114 malades qu'il a traitées, 99 étaient mères. M. Huguier, sur un chiffre de 64 malades, dont il a recueilli lui-même les observations détaillées, 4 seulement n'avaient pas eu d'enfants, 11 en avaient eu chacune un, 4 chacune deux, et les 44 autres en avaient eu chacune plusieurs ; quelques-unes d'entre elles en avaient eu jusqu'à neuf, dix et onze. Ces chiffres démontrent d'une manière péremptoire l'influence non-seulement de la grossesse, mais des grossesses souvent répétées.

Or, l'accouchement agit sur les deux ordres de soutien que nous avons indiqués : d'une part, il distend tous les liens fibreux et vasculaires qui soutiennent l'utérus, ou il les affaiblit, les ramollit, par suite de la continuité de l'inflammation de son tissu; d'autre part, il affaiblit ces mêmes moyens de soutien en élargissant l'ouverture vulvaire, en distendant le périnée, le vagin. L'accouchement agit sur certains ligaments, et principalement sur ceux qui sont les soutiens les plus puissants de l'utérus. Il agit mécaniquement en entraînant ces ligaments, en les tiraillant, les distendant pendant toute la durée du développement de l'utérus. Ces tissus, comme le tissu fibreux, une fois qu'ils ont perdu leur élasticité, ne peuvent plus recouvrer leurs propriétés premières, et, partant, ils restent relâchés; si les grossesses se multiplient, ils peuvent être déchirés à la longue. Mais l'accouchement agit surtout par la présence d'une autre lésion concomitante, c'est l'inflammation des tissus utérins et des tissus environnants qu'il détermine toujours. Rien n'est plus fréquent que cet état inflammatoire chronique postpuerpéral, non-seulement il agit sur les moyens de suspension de l'utérus en les enflammant, les ramollissant, mais il est aussi la cause de formations nouvelles de tumeurs soit intra, soit extra-utérines, qui deviennent à leur tour la cause du prolapsus utérin. Enfin, cette même cause, l'accouchement, peut devenir une cause efficiente lorsqu'à la suite d'efforts violents, d'opérations sur l'enfant, l'utérus est entraîné.

En dehors de l'accouchement, des phénomènes inflammatoires peuvent se présenter dans une région où les moyens suspenseurs de l'utérus prennent leur point d'attache; ces phénomènes peuvent se développer sous l'influence d'un état général, d'une diathèse. J'ai donné déjà leurs symptômes et leur marche, je ne puis qu'indiquer ici leur fréquence et la coïncidence dépendant d'une même cause générale, chez certains individus, de la présence de hernies et de prolapsus. Cette inflammation du tissu fibro-dartoïque et vasculaire du vagin, du col de l'utérus, des annexes, agit pendant une longue durée, c'est elle qui modifie l'organe dans sa structure ; alors il devient à son tour actif dans son déplacement.

L'effort que nous avons indiqué en commençant, est la cause occasionnelle la plus fréquente du prolapsusde l'utérus ; de quelque manière qu'il se manifeste, soit rapidement, comme cela a lieu dans les chutes, dans l'accouchement, dans les coups violents sur le ventre, soit qu'il ait lieu d'une manière lente, mais incessante, peut agir de deux manières: par en haut, par compression, comme dans le cas de présence de tumeurs sur l'utérus ; soit en agissant par en bas, par le phénomène de tiraillement, comme dans toutes les affections qui augmentent le poids de l'utérus, présence de tumeurs dans cet organe, dans le vagin, hernies de la vessie, rectocèle.

Dans l'étude de toutes ces causes, c'est le phénomène initial qu'il s'agit de surprendre au début ; car, une fois que le déplacement est commencé, une foule de causes viennent se surajouter à la première, et expliquent très bien la marche nouvelle du prolapsus utérin, son accroissement, les accidents qui surviennent. Or les causes occasionnelles, dans ce cas, doivent être placées en seconde ligne ; presque toujours, on retrouve derrière elles une cause prédisposante, alors pourtant que le début de l'affection a été brusque, instantané. Lorsque cette cause occasionnelle semble bien assez puissante pour avoir agi seule, il faut toujours revenir à cette prédisposition à la chute primitive, à cette cause qui enlève à l'utérus ses soutiens normaux.

Au point de vue de la cause efficiente de la chute de l'utérus, trois causes principales doivent être étudiées : ou bien les ligaments suspenseurs de l'utérus sont affaiblis, allongés ; ou bien le plancher périnéal, le vagin, ne supportent plus l'organe; ou enfin l'utérus lui-même agit par son propre poids, augmenté par une lésion des tissus. Toutes ces causes peuvent se réunir, il peut s'en ajouter d'autres accidentelles, pour produire le phénomène de la chute de l'utérus.

MÉCANISME.

Pour connaître comment se produit la chute de l'utérus, pour suivre la marche successive de ses phénomènes, pour bien comprendre le mécanisme et l'évolution du prolapsus utérin, nous avons cherché à observer ces mêmes phénomènes en les produisant expérimentalement sur le cadavre. Cette méthode nous permettait de bien saisir l'influence que pouvaient avoir la disposition anatomique et la structure des organes sur la production et la marche du prolapsus utérin.

Nous avons fait ces expériences et ces études à l'amphithéâtre des hôpitaux, pendant l'été de 1859, avec notre excellent collègue et ami M. le docteur Bastien, prosecteur des hôpitaux, et nous avons exposé le résultat de ces recherches, dans plusieurs séances, à la Société de chirurgie (*Bulletins*, 1858-1859). Nous allons les faire connaître dans le même ordre que celui que nous avons suivi pour leur étude, c'est-à-dire en exposant d'abord les considérations anatomiques qui nous ont guidé dans ces recherches de chirurgie expérimentale.

CONSIDÉRATIONS ANATOMO-PHYSIOLOGIQUES.

Notre but n'est pas d'exposer d'une manière complète les rapports, la direction, les moyens d'attache, de fixité de l'utérus. Nous voulons seulement nous arrêter un instant sur quelques faits d'anatomie et de physiologie anatomique qui touchent d'une manière plus spéciale à la maladie que nous avons à traiter. Ces faits sur lesquels on n'a peut-être pas assez insisté jusqu'à présent, nous fourniront quelques données pour la solution de certaines questions de l'évolution pathologique de la chute de l'utérus, telles que : la formation, le mécanisme du cystocèle, sa présence presque constante dans le prolapsus utérin, la rareté du rectocèle, la hauteur si différente des culs-de-sac péritonéaux et certaines variétés de prolapsus de l'utérus.

1° ÉVOLUTION, DÉVELOPPEMENT DU CANAL VULVO-UTÉRIN ; RAPPORTS DE L'UTÉRUS ET DU VAGIN.

Les rapports de continuité de l'utérus et du vagin se font élément par élément. Une étude attentive de ces rapports montre que les deux organes, au point de vue de leur structure, ne sont pas séparés d'une manière aussi tranchée qu'on le pense généralement. Il suffit, pour s'en convaincre, d'examiner comparativement l'utérus et le vagin, soit aux différents âges, soit dans certaines de leurs altérations pathologiques, comme, par exemple, la chute de l'utérus, etc.

Pour bien faire comprendre ces rapports, disons un mot de l'évolution de l'utérus aux premiers âges.

Evolution du canal vulvo-utérin.

Dans la première période de la vie fœtale (nous ne parlerons pas de la période de formation du cloaque, ni de celle du cloisonnement du cloaque et de sa séparation en canal génital, rectal et urinaire), l'utérus, flottant dans l'abdomen, n'est pas encore entré dans le bassin ; il n'y a aucune séparation entre l'utérus et le vagin; la cavité du vagin se continue directement avec la cavité de l'utérus, il n'y a pas de col, il n'y a pas de culs-de-sac vaginaux. En un mot, à peine si un léger rétrécissement accuse déjà une division, une limite, entre la partie supérieure et la partie inférieure du canal vulvo-utérin dont les parois ont une structure d'une identité frappante dans toutes les parties. Dans cette période, les culs-de-sac péritonéaux sont extrêmement loin de l'orifice vulvaire; ils sont à peine formés.

Période d'invagination.

La partie supérieure du canal génital entre de plus en plus dans le bassin; mais elle y entre en s'invaginant dans la partie inférieure. La partie invaginée est devenue distincte de la partie invaginante. L'utérus a pris sa forme, il s'est partagé très nettement en col et en corps. Les culs-de-sac utéro-vaginaux se sont formés. La structure, tout en restant la même quant au fond, s'est déjà assez nettement modifiée dans les deux parties du canal; seulement, comme le col est gros, assez mou et ses éléments peu serrés, il en résulte que la continuité entre les éléments, entre les couches, entre les membranes, peut encore être parfaitement suivie par la dissection, soit dans la partie invaginante, soit dans la partie invaginée. Lorsque l'on dissèque l'invagination et que l'on dédouble les membranes, on constate que l'adossement est moins étendu et l'invagination moins profonde en dehors qu'en dedans; que la muqueuse, en d'autres termes, est plus invaginée que la musculeuse, et celle-ci plus que la fibreuse. Souvent une simple coupe faite sur un fœtus de de cinq, six, sept mois, permet de voir très nettement l'invagination des différentes couches.

A cette période aussi, la partie supérieure ou utérine du canal s'est partagée plus nettement en col et en corps; et le col lui-même présente de légères différences dans la portion invaginée, *sous-vaginale*, et dans la portion attenante à l'invagination, *sus-vaginale*. Ces différences portent surtout sur la couleur, la densité, l'épaisseur des différentes couches qui composent l'organe. Sans parler ici du volume et des dimensions respectives des diverses parties du canal utéro-vulvaire, le corps, le col, le vagin, présentent, comme on le sait, des différences très frappantes dans cette période de l'évolution.

Enfin, les culs-de-sac péritonéaux sont parfaitement formés et très profonds, surtout le postérieur; nous reviendrons tout à l'heure sur leur évolution.

Quelques mois après la naissance, le canal vulvo-utérin entre dans une nouvelle phase de son évolution; cette nouvelle période se continue jusqu'à l'âge adulte, *menstruation*. L'invagination est terminée, l'utérus a effectué sa descente.

Ce que nous venons de dire de l'évolution primitive du canal vulvo-utérin suffit pour faire comprendre les détails anatomiques, physiologiques et pathologiques qui vont suivre.

2° APONÉVROSES D'ENVELOPPE DES ORGANES PELVIENS; UTÉRUS, VAGIN, RECTUM, VESSIE.

Les organes creux ou canaux, contenus dans la cavité pelvienne : rectum, vagin, utérus, vessie, outre les membranes muqueuse, celluleuse et musculeuse, etc., qu'on leur décrit généralement, présentent à l'extérieur une membrane fibreuse très importante, véritable aponévrose d'enveloppe qui manque ou n'est qu'accessoire dans les autres parties des organes de l'abdomen, tels que l'intestin grêle, le gros intestin.

Cette membrane fibreuse à laquelle on n'a peut-être pas fait assez attention jusqu'à présent, joue un grand rôle dans l'histoire du prolapsus utérin : nous croyons donc nécessaire de nous y arrêter quelques instants, soit au point de vue anatomique, soit au point de vue physiologique ; nous nous attacherons surtout à ce qui intéresse le sujet que nous avons à traiter.

Des dissections nombreuses que nous avons faites de l'utérus et du vagin aux différents âges, soit chez le fœtus, soit chez l'adulte, nous ont permis de constater les détails anatomiques suivants.

Vagin.

La tunique la plus externe du vagin, *tunique fibreuse, aponévrose d'enveloppe de l'organe*, se continue sans ligne de démarcation avec la tunique fibreuse de l'utérus. Elle commence à l'anneau vulvaire, vis-à-vis de la membrane hymen, et par sa face interne adhère très intimement dans toute son étendue aux couches musculaires ou dartoïques sous-jacentes, qui se fixent en grande partie sur elle. A la face externe, les adhérences de l'aponévrose avec les organes voisins, très serrées dans certains points, sont plus ou moins lâches dans d'autres. Il nous importera beaucoup tout à l'heure, au point de vue de l'évolution de la chute de l'utérus, de déterminer avec précision ces différences dans les adhérences de l'aponévrose *utéro-vaginale* avec le rectum et la vessie.

Vessie.

La tunique fibreuse de la vessie enveloppe celle-ci de toutes parts et lui adhère intimement par sa face interne, ainsi que nous venons de le voir pour l'aponévrose utéro-vaginale. Comme chez l'homme, l'aponévrose d'enveloppe de la vessie est une dépendance de l'aponévrose supérieure du périnée qui, partie des parois latérales du bassin, vient se jeter sur la paroi latérale de la vessie qu'elle enveloppe en entier, excepté au bas-fond et dans toute la partie en rapport avec le canal utéro-vaginal. Là, c'est l'aponévrose vaginale ou plutôt une lamelle très importante dépendant de cette aponévrose qui, ainsi qu'on le verra tout à l'heure, complète l'enveloppe de la vessie.

Rectum.

Quant à la tunique fibreuse du rectum, chez la femme, elle se comporte, relativement à l'utérus et au vagin, comme l'aponévrose prostato-péritonéale, chez l'homme, relativement à la prostate et aux vésicules séminales. En haut, cette aponévrose semble se dédoubler sur les deux faces du cul-de-sac péritonéal postérieur, qu'elle bride, tend et fixe solidement en avant à l'utérus, en arrière au rectum. En bas, elle se continue avec l'aponévrose d'enveloppe utéro-vaginale, avec laquelle elle se confond. Sur les côtés et par ses bords, elle se dédouble : une lame s'en va en arrière en contournant le rectum dont elle forme les deux tiers antérieurs de la gaine, pour se fixer sur l'aponévrose pelvienne et le sacrum ; cette lame constitue la partie fibreuse du ligament de Douglas. L'autre lame va en avant se jeter sur les parois latérales de la vessie, et se confond avec les parties de l'aponévrose supérieure du périnée qui forme l'enveloppe de cet organe. La lame postérieure, destinée au rectum, dont les insertions sont fixes, constitue un moyen d'union, une sorte de ligament puissant qui tasse ses fibres sans se déplacer, et se tend fortement lors de l'abaissement artificiel de l'utérus, comme le montreront tout à l'heure nos expériences. Cette lame aponévrotique, par sa face antérieure (extérieure), adhère très intimement avec l'aponévrose utéro-vaginale, avec laquelle elle se confond entièrement et dont elle suit la descente ; c'est elle qui, dans le prolapsus incomplet (ou encore dans le vagin), est sentie à la partie postérieure du col, et constitue les deux triangles signalés dans les expériences d'abaissement de l'utérus ; c'est elle aussi qui, dans le prolapsus artificiel complet, le vagin étant entièrement déplissé, se sent à l'extrémité de la tumeur et constituerait peut-être, ainsi que nous le verrons tout à l'heure, un moyen de diagnostiquer la hauteur à laquelle le cul-de-sac péritonéal est descendu.

En arrière, ou par sa face interne, la lame aponévrotique adhère très lâchement au rectum, si ce n'est en haut, au-dessus du cul-de-sac péritonéal, où l'adhérence est plus intime. Il en résulte que le rectum, contenu dans sa gaîne aponévrotique à la manière des vaisseaux cruraux dans leur canal, ne saurait descendre dans le vagin lors de la tension de la membrane. La traction de cette membrane ne fait que rétrécir un peu le calibre de l'intestin et abaisser légèrement sa partie supérieure. Tout l'effort porte sur le bassin où la bandelette s'insère.

Cette bandelette est donc pour l'utérus un moyen de fixité, et lorsque l'organe est descendu, elle devient un véritable ligament qui le suspend au bassin et non au rectum : elle sert aussi à protéger le plexus hypogastrique qui, descendu de la région lombaire, est situé en partie dans son épaisseur.

Entre les deux brides aponévrotiques que nous venons de décrire, s'en trouve une troisième qui semble les réunir l'une à l'autre, et continue par là même jusqu'au sacrum, l'aponévrose supérieure du périnée.

Ces lamelles fibreuses moyennes, bien différentes des précédentes, ont été décrites par M. Jarjavay sous le nom d'aponévrose des ligaments larges. Elles se fixent par une de leurs extrémités aux parois latérales du bassin et à l'aponévrose pelvienne entre les lames antérieure et postérieure; par l'autre extrémité, elles vont à l'utérus.

Ligaments.

Ces bandelettes, qui accompagnent les vaisseaux hypogastriques (utérins, vaginaux, etc.), et qui existent aussi chez l'homme, peuvent être considérées comme une dépendance du fascia propria, véritable fascia superficialis sous-péritonéal, comme le décrit M. Velpeau ; il est très développé ici. Lors de l'abaissement artificiel de l'utérus, les bandelettes moyennes et postérieures, rectales et vésicales, sont fortement tendues, comme les bandelettes antérieures. On comprend dès lors leur importance, non-seulement comme moyen d'union, de suspension, mais aussi comme moyen de protection pour les vaisseaux. Les aponévroses des ligaments larges jouent aussi un grand rôle par rapport à la circulation veineuse du bassin et surtout de l'utérus : elles font de véritables sinus des plexus veineux hypogastriques, qu'elles maintiennent béants, et l'on comprend comment l'utérus prolapsé, soit pathologiquement, soit artificiellement, peut être gêné dans sa circulation veineuse. Le mécanisme est le même qu'à la région du cou, dont les aponévroses compriment fortement les vaisseaux veineux lorsqu'elles sont tendues, soit passivement lorsqu'on renverse fortement la tête en arrière (Malgaigne), soit activement par le jeu de certains de leurs muscles tenseurs (Richet).

Enfin, sur un plan supérieur aux précédents, on trouve un nouvel épaississement du *fascia propria* qui constitue une véritable aponévrose d'enveloppe pour l'uretère et ses vaisseaux, et qui, comme celui du plexus nerveux hypogastrique (repli de Douglas), remonte à la région lombaire. Le fascia urétérin est aussi tendu lors de l'abaissement artificiel de l'utérus, et comme il se fixe à la vessie et non à l'utérus, nous n'en dirons pas davantage ici, malgré son importance.

Quant au ligament rond, qui n'est véritablement ligament actif que dans la grossesse, l'abaissement artificiel ou l'abaissement pathologique de l'utérus le tendent à peine. Il n'en est plus de même chez le fœtus, où nos recherches nous ont montré que ce ligament jouait un rôle d'une importance tout aussi grande pour expliquer les déviations latérales, que les autres ligaments pour expliquer les déviations qui ont lieu dans le sens antéro-postérieur.

Cul-de-sac péritonéal postérieur.

Le cul-de-sac péritonéal postérieur, reçu dans le dédoublement de l'aponévrose *utéro-vagino-péritonéale*, à laquelle il adhère intimement, suit la descente de l'utérus et du vagin, et s'invagine comme eux. Mais, nous le répétons, il n'y a que l'aponévrose et le cul-de-sac péritonéal qu'elle supporte, qui s'invaginent réellement dans le vagin en glissant sur le rectum. Le rectum lui-même reste presque toujours en place. Ne pourrait-on pas expliquer les exceptions dans la chute complète de l'utérus par l'adhérence de la partie supérieure de l'aponévrose au rectum que nous avons mentionnée.

Péritoine.

Quant au rôle du péritoine, que M. Richet a si bien fait connaître dans son *Anatomie chirurgicale,* on peut dire que, faisant corps pour ainsi dire avec les plans fibreux sous-jacents, il participe à leur tension, et joue un certain rôle dans l'abaissement artificiel de l'utérus. On verra dans nos expériences que ce phénomène de glissement du péritoine, pendant que l'utérus descend, est dû surtout au glissement de l'aponévrose sur l'intestin, bien plus qu'au glissement du péritoine sur l'aponévrose elle-même.

Cloison génito-urinaire.

Nous venons de voir comment le rectum, l'utérus et l'aponévrose qui les sépare se comportent, soit normalement, soit dans les expériences : voyons maintenant plus spécialement ce qui se passe en avant entre l'utérus et la vessie, ou dans la cloison génito-urinaire.

La disposition aponévrotique est ici de la plus haute importance. Étudiée avec le plus grand soin par M. le professeur Jobert (de Lamballe), qui, le premier, en a fait ressortir l'importance par rapport aux fistules génito-urinaires, nousallons en dire quelques mots relativement à la chute de l'utérus, où elle est moins connue.

Presque tout le bas-fond de la vessie est en rapport avec le col de l'utérus, une partie du corps et du vagin. Voici la disposition que montre la dissection de cette cloison à tous les âges.

De toute la partie antérieure de l'aponévrose utéro-vaginale que nous avons vue tout à l'heure descendre de l'utérus entre le vagin et la vessie, se détachent un grand nombre de lamelles, en partie fibreuses et en partie musculaires. Ces lamelles, nées de la portion de l'aponévrose située vis-à-vis de la partie inférieure du corps, du col et la moitié supérieure du vagin, se portent en bas et en avant, pour venir, comme par étages, se fixer sur le bas-fond de la vessie, sur son col, sur son canal excréteur. Ce sont ces lamelles, si bien étudiées par M. Jobert (de Lamballe) et d'obliquité différente, que nous verrons dans le prolapsus suspendre pour ainsi dire l'utérus à la vessie : ce sont elles qui, dans la chute, dans l'invagination soit artificielle, soit pathologique de l'utérus, entraînent de haut en bas le bas-fond de la vessie, et déterminent le cystocèle. A mesure que l'utérus descend ou remonte, soit artificiellement, soit physiologiquement, soit pathologiquement (comme dans les expériences, l'application du pessaire, la grossesse, l'accouchement, etc., etc.), ces bandelettes changent de direction : verticales, de l'utérus à la vessie, lorsque celui-ci est situé en haut dans le bassin, elles deviennent de plus en plus obliques, en bas et en avant, à mesure que l'utérus descend. A un moment donné, ces bandelettes fibro-musculaires sont, pour ainsi dire, horizontales, et d'actives qu'elles pouvaient être jusqu'alors (en vertu de leur élément musculaire), pour produire la descente de l'organe, elles deviennent passives, n'agissent plus dans la suite de l'évolution du prolapsus utérin ; mais elles peuvent encore agir activement dans l'évolution du cystocèle. Supposez que ces fibres, qui sont manifestement de nature dartoïque ou musculaire, s'hypertrophient, agissent ; elles entraîneront d'abord l'utérus et le vagin ; puis l'utérus et le vagin descendus les entraîneront à leur tour : elles s'allongeront, en se dirigeant en sens opposé, en se renversant pour ainsi dire, et pourront alors agir, soit activement, soit passivement, sur la vessie pour produire le cystocèle.

On suit parfaitement la direction différente de ces fibres, leur action, lorsque, sur un utérus fendu par le milieu, on tire le col à la vulve. On voit alors ces fibres, qui sur la coupe forment une aponévrose, une membrane verticale, se changer, pendant la traction, en un véritable ligament qui se fixe à la partie postérieure du col par son extrémité inférieure et au bas-fond de la vessie en haut. Ce sont ces lamelles, c'est ce tissu fibro-musculaire qui, sur la coupe du prolapsus hypertrophique, soit utérin, soit vaginal, constituent cette masse énorme comprise entre le vagin et la vessie (voyez les figures 1 et 2 de la planche IV). Ces mêmes bandelettes se tendent à mesure que le prolapsus se forme, et alors la vessie et l'utérus s'éloignent de plus en plus : de là cet espace considérable que l'on remarque sur les planches entre les deux organes.

Cette lame, ou plutôt ces lames fibro-musculaires remontent presque jusqu'au cul-de-sac péritonéal, qui contracte quelques adhérences avec elles et qu'elles entraînent dans la descente.

Cul-de-sac péritonéal antérieur.

Comme les insertions de la bandelette à l'utérus et à la vessie sont très fixes, et que, d'autre part, c'est sur cette bandelette *utéro-vésicale* que se fixe le cul-de-sac péritonéal antérieur, il en résulte que, dans la descente *même extrême*, ce cul-de-sac ne saurait se rapprocher, soit du col utérin, soit de la vessie, plus qu'à l'état normal. Le repli du péritoire suit le mouvement de descente des organes ; mais il ne perd pas ses rapports avec eux : de là, la sûreté que peut avoir le chirurgien relativement au péritoine lorsqu'il opère le cystocèle ou qu'il ampute le col.

EXPÉRIMENTATIONS SUR LE CADAVRE.

Pratique expérimentale.

Nous devons faire connaître d'abord les conditions dans lesquelles nous nous sommes placé pour pratiquer les nombreuses expériences que nous allons retracer plus loin. Voici les faits principaux.

Le sujet étant placé sur une table, nous examinions d'abord avec le plus grand soin les organes génito-urinaires, afin de ne pas expérimenter sur des sujets ayant des altérations de ces organes. Nous prenions ensuite toutes les mesures relatives aux dimensions du vagin, de la cavité utérine, à la profondeur des culs-de-sac, du péritoine.

Après cette exploration, nous pratiquions l'expérience en attirant l'utérus au dehors. Pour cela, nous nous sommes servis d'une pince à griffes, munie de longues branches, que l'on appliquait sur les deux lèvres du museau de tanche, en ayant le plus grand soin de ne pas saisir entre ses mors une partie des attaches du vagin à l'utérus.

L'instrument étant fixé, nous avons employé plusieurs méthodes pour pratiquer l'abaissement de l'utérus. Ainsi, dans un certain nombre de cas, nous avons tiré simplement avec les mains sur les branches de la pince. Mais pour connaître exactement la force qui était nécessaire pour abaisser l'utérus, nous avons employé un dynamomètre qui était attaché aux branches de cette pince. D'autres fois, nous avons suspendu des poids à ce même instrument. La force déployée avec le dynamomètre a été assez considérable ; elle a varié de 15 à 50 kilogrammes ; au contraire, avec les poids, nous avons commencé par 5 kilogr., et nous n'avons pas dépassé 20 kilogr. La durée du temps pendant lequel l'utérus était soumis à ces tractions a beaucoup varié. Ainsi les tractions faites avec les mains ne duraient que quelques minutes ; de même pour celles pratiquées avec le dynamomètre, excepté dans un cas où elles ont duré trois heures. Au contraire, les tractions faites avec les poids ont eu une longue durée, puisque dans deux cas elles ont été faites pendant quatre jours et quatre nuits. Dans les procédés de traction pendant un court espace de temps, nous passions rapidement d'un degré faible à une force très grande ; au contraire, dans les expériences faites avec des poids, nous avons employé pendant longtemps un faible poids, et nous l'avons augmenté graduellement tous les jours et modérément. Nous voulions, par cette dernière méthode, chercher à agir de la même manière que la nature, c'est-à-dire lentement et progressivement et pendant un assez long espace de temps. Nous avons toujours eu soin de faire des tractions parallèlement à l'axe de l'utérus, que le sujet fût placé dans la position horizontale ou qu'il fût maintenu debout, comme dans un certain nombre de cas. Enfin, pendant le cours de l'expérience nous prenions note des modifications survenues dans les organes, des nouveaux rapports qu'ils affectaient.

Nous avons cherché à conserver quelques-unes des expériences types qui présentaient les caractères les plus nets et les plus complets des différents degrés de la chute de l'utérus, produite expérimentalement. Dans ce but, nous avons reproduit par le moulage la cavité pelvienne : ces moules rendent parfaitement l'aspect tout particulier qu'elle présente, alors que l'utérus l'a abandonnée entièrement ou en partie.

Nous avons reproduit aussi par le dessin quelques-unes de ces expériences. J'ai représenté la coupe longitudinale antéro-postérieure du périnée, préparation qui montre de la manière la plus claire l'ensemble des rapports de tous les organes de cette région. Pour pratiquer ces sections sans déranger, dans leur nouvelle situation, les organes soumis à l'expérimentation, nous ne pouvions employer la congélation, qui nous a rendu de si grands services pour les préparations que nous avons reproduites dans notre *Anatomie chirurgicale homalographique;* nous avons employé le procédé très sûr et très exact que M. Richet a recommandé dans son *Anatomie chirurgicale*, et qu'il a employé pour étudier les rapports des organes du bassin. Ce procédé consiste à enfoncer de très longues tiges d'acier, en très grand nombre et dans les différents sens, à travers toutes les parties que l'on veut fixer, et à pratiquer la section de la région après cette première opération ; on évite ainsi les déplacements des organes les plus mobiles, et l'on peut en prendre le dessin avec la plus grande précision. (Voyez, à la fin de ce travail, les planches I et II, les figures 2 de la planche III, 1 de la planche IV et 1 de la planche V.)

EXPÉRIMENTATIONS SUR LE CADAVRE.

Expérience I. — Le 3 avril 1859, sur le cadavre d'une femme de soixante ans environ, dont l'abdomen avait été ouvert, nous avons saisi le col de l'utérus avec une pince-érigne très forte. Un dynamomètre était attaché aux branches de cette pince ; il a fallu employer une force de 15 kilogrammes pour amener le col utérin au niveau de l'ouverture de la vulve, et jusqu'à 25 kilogrammes pour le faire dépasser cet orifice d'un centimètre seulement; en un mot, pour l'amener tout à fait au dehors.

Expérience II. — 10 avril. — Femme de soixante ans environ, très grasse, ayant eu des enfants : la cavité abdominale étant ouverte, on constate que le corps de l'utérus est volumineux, et placé un peu en latéroflexion sur le muscle psoas droit. Le toucher vaginal ne fait reconnaître rien de particulier du côté du col; après l'avoir saisi avec la pince-érigne, on l'attire graduellement jusqu'à l'orifice vulvaire. Pour effectuer cette traction, il a fallu employer une force de 20 kilogrammes. Nous avons répété ces tractions un certain nombre de fois, l'utérus reprenant sa place chaque fois qu'on abandonnait la pince-érigne; et nous avons remarqué qu'après un certain nombre de tractions, il était plus facile de faire descendre l'utérus. Nous avons étudié avec soin, dans cette expérience, les phénomènes qui se passaient du côté des ligaments, des attaches de l'utérus. Les ligaments postérieurs, utéro-lombaires, utéro-sacrés, sont très fortement tendus : nous avons noté que déjà cette tension existait pour un de ces ligaments, celui du côté droit où existait une inclinaison du corps de l'utérus : les ligaments larges, le ligament utéro-ovarien étaient entraînés, mais modérément tendus. Aucun effet appréciable du côté des ligaments ronds. Nous avons pris le dessin de cette pièce.

Expérience III. — 12 avril. — Femme de quarante ans environ, ayant eu des enfants. Le col utérin présente de nombreuses ulcérations, et il est incliné, à droite; après l'application de la pince à griffes, la traction est portée jusqu'à 50 kilogrammes. Avec cette force, le col de l'utérus est amené à près de 3 centimètres au dehors de la vulve. Nous observons que les ligaments utéro-sacrés sont fortement tendus, que les ligaments ronds présentent seulement une rectitude dans leur trajet, mais sans aucun tiraillement. Le rectum ne présente aucun changement apparent dans sa situation, tandis que le bas-fond de la vessie est un peu entraîné en bas. Si l'on regarde la cavité du petit bassin par en haut, cet examen présente un aspect tout particulier ; en effet, par suite de la chute de l'utérus, le corps de cet organe occupe tout à fait le fond de la cavité pelvienne ; on n'aperçoit que son sommet, sous forme d'un corps arrondi, situé au-dessous du bas-fond de la vessie ; en avant et en arrière, sont deux enfoncements limités par des replis; ils sont formés par les deux culs-de-sac antérieur et postérieur du péritoine.

Expérience IV. — 15 avril. — Femme de trente ans, ayant eu des enfants. Après avoir ouvert la cavité abdominale, on note l'état de l'utérus ; il est assez gros, rigide, les annexes sont un peu enflammées ; il est dans un état d'antéversion presque complet, le toucher vaginal fait reconnaître le museau de tanche reposant sur le rectum. La rigidité de l'utérus, sa fixité dans la position que nous venons d'indiquer, nous permettent de prendre le moule de la cavité du petit bassin et de ses organes avant toute expérimentation. Chez cette femme, le museau de tanche est situé à 9 centimètres de l'ouverture vulvaire. Un hystéromètre, introduit dans la cavité utérine, donne comme mesure de cette cavité 5 centimètres; et avec cet instrument on redresse l'utérus avec la plus grande facilité. Dans cette expérience, nous avons surtout cherché à bien étudier les rapports des culs-de-sac antérieur et postérieur du péritoine, pour savoir quel peut être le degré d'entraînement de ces culs-de-sac. Après l'application de la pince-érigne, on exerce une traction qui fait monter le dynamomètre d'abord jusqu'à 15 kilogrammes, puis on continue avec la plus grande modération, pour monter jusqu'à 50 kilogrammes. On laisse le dynamomètre, au plus, pendant une heure; pendant ce temps, nous avons pris de nouveau le moule de la cavité du petit bassin. La traction a été encore exercée pendant deux heures, mais seulement avec une force de 30 kilogrammes : ainsi l'utérus a été abaissé pendant trois heures consécutives. Pendant cette traction, le périnée était bombé, l'extrémité inférieure du rectum comprimée, les grandes lèvres turgescentes écartées par le col de l'utérus, qui était entièrement sorti et débordait de 3 centimètres le bord libre des grandes lèvres.

En outre, il y a un véritable allongement de l'utérus, principalement du col, car la mensuration de la cavité utérine, pratiquée à la fin de l'expérience, nous a donnée 9 centimètres de profondeur, au lieu de 5 qu'elle avait présentés au début.

Voici ce qui s'est passé du côté des culs-de-sac du péritoine. Pendant la première traction jusqu'à 15 kilogrammes, le repli recto-utérin du péritoine s'est enfoncé dans une étendue de 2 centimètres; pendant la traction jusqu'à 50 kilogrammes, la descente a continué et a atteint en profondeur 3 centimètres et demi; dans la région antérieure, le repli vésico-utérin du péritoine a présenté d'abord, jusqu'à 15 kilogrammes, un enfoncement d'un centimètre, mais dans le seconde période, malgré la traction à 50 kilogrammes, il n'a plus bougé, le repli qu'il formait s'est plutôt effacé. Dans cette espèce de locomotion du péritoine, c'est surtout aux dépens du péritoine qui tapisse la face antérieure du rectum et la face postérieure de la vessie que la migration s'est effectuée.

Du côté des ligaments, nous avons constaté que les replis fibreux utéro-lombaires étaient très fortement tendus, ils présentaient l'apparence de brides nombreuses superposées et tiraillées. Les ovaires ont suivi l'utérus dans sa chute, on les aperçoit au fond du petit bassin avec les ligaments larges, qui sont cachés dans une grande partie de leur étendue; enfin, les ligaments ronds sont descendus et ont été légèrement tendus. Nous avons pris le dessin de cette pièce.

Expérience V. — Dans cette expérience nous avons cherché à produire la chute de l'utérus, en agissant faiblement, mais pendant assez longtemps, sur cet organe et en plaçant le sujet dans la position la plus favorable à l'action de la pesanteur. Le 16 avril, nous avons placé debout contre une table, les jambes légèrement écartées, le cadavre d'une femme âgée de soixante ans, maigre, ayant eu des enfants. La pince-érigne étant fixée au col de l'utérus, on y suspend un poids de 5 kilogrammes. Le 17 avril, on constate que le col de l'utérus est seulement visible à la vulve; on ajoute un nouveau poids de 5 kilogrammes. Le 18 avril, le col utérin répond au bord libre des grandes lèvres; on ajoute un nouveau poids de 5 kilogrammes. Le 19 avril, on ouvre la cavité abdominale pour prendre le moule de la cavité pelvienne au fond de laquelle le corps de l'utérus est entièrement caché; on ajoute encore un poids de 5 kilogrammes, ce qui porte le poids total à 20 kilogrammes. Sous l'influence de cette traction, l'utérus s'allonge de plusieurs centimètres hors de la vulve. Le 20 avril, les griffes de la pince commencent à déchirer le col de l'utérus : on suspend l'expérience, qui a duré quatre jours entiers ou quatre-vingt-seize heures. Comme résultat de ces tractions faibles, mais si longtemps prolongées, nous avons trouvé l'utérus entièrement sorti du bassin, mais encore en rapport avec les parties génitales externes ; ainsi il était facile de sentir le fond du corps de l'organe, en plaçant la main au dessous et en arrière de l'ouverture extérieure du vagin, sans même s'aider de l'exploration par le rectum. Le bas-fond de la vessie faisait une saillie énorme entre les cuisses. Nous avons pris le dessin de cette pièce. (Voy. planche II, fig. 2.)

Expérience VI.— Le 20 avril, nous plaçons debout contre une table, les jambes légèrement écartées, le cadavre d'une femme de quarante-cinq ans environ, ayant eu des enfants. Le sujet étant ainsi placé, nous examinons le rapport du col de l'utérus avec la vulve, dont il est à une très petite distance, à 3 centimètres seulement. La profondeur de la cavité utérine, mesurée à l'hystéromètre, donne 5 centimètres. Du reste, la situation du col de l'utérus paraît normale ; le vagin est large, relâché ; le bas-fond de la vessie fait une saillie assez notable, mais étendue sur la paroi supérieure du vagin. Le col de l'utérus ayant été saisi avec une pince à griffes, on y suspend un poids de 5 kilogrammes. Le 21 avril, le museau de tanche dépasse à peine la fourchette : on ajoute un poids de 5 kilogrammes. Le 22 avril, le col utérin est hors de la vulve ; on suspend un nouveau poids de 5 kilogrammes. Le 23 avril, on laisse en place le poids de 15 kilogrammes. L'expérience est terminée le 24 avril, c'est-à-dire au bout de 4 jours ou 96 heures. Sous l'influence de cette longue mais faible traction, le museau de tanche fait saillie de

3 centimètres hors de la vulve, mesuré à partir de la fourchette. La mensuration de la cavité utérine nous donne, à l'hystéromètre, 7 centimètres au lieu de 5 qu'elle présentait au début de l'expérience. L'examen des moyens d'attache de l'utérus nous rappelle les mêmes modifications que dans l'expérience précédente. Nous prenons le dessin de cette pièce.

Expérience VII. — Dans cette expérience comme dans celles qui vont suivre, nous avons abandonné les fortes tractions. Au moyen du dynamomètre, nous avons attiré doucement le col de l'utérus jusqu'à la vulve, et nous l'avons maintenu dans cette position ; la force d'un seul aide suffit pour faire descendre ainsi l'utérus, mais il faut quelquefois saisir la pince-érigne avec les deux mains. Le sujet était âgé de quarante-cinq ans, avait eu des enfants. Le col de l'utérus était situé à 5 centimètres 1/2 de la fourchette ; le cul-de-sac vaginal, au-dessous de la lèvre postérieure du col, avait 1 centimètre de profondeur. La paroi postérieure du vagin présentait une tumeur qui augmentait en introduisant le doigt dans rectum : c'était un véritable rectocèle dont nous avons pris le moule.

Pour bien suivre les migrations du cul-de-sac du péritoine, nous avons pris pour les mesurer un point de repère fixe comme l'angle sacro-vertébral. Ainsi, de cette limite au fond du cul-de-sac recto-utérin, nous avons mesuré 11 centimètres, et au fond du cul-de-sac vésico-utérin 10 centimètres. Saisissant alors le col de l'utérus avec la pince à griffes, nous l'avons attiré jusqu'à la vulve. Nous l'avons maintenu dans cette situation pour étudier les changements survenus du côté de la cavité pelvienne. Du côté du péritoine, le cul-de-sac recto-vaginal s'est enfoncé, et la mesure donne maintenant 16 centimètres ; le cul-de-sac antérieur utéro-vésical mesure 14 centimètres 1/2, et l'on peut voir que c'est le péritoine qui recouvre la vessie qui est descendue. Du côté du vagin, on voit toute la partie antérieure venir se mettre directement en rapport avec le bas-fond de la vessie, à mesure que celui-ci descend pour former un cystocèle ; si l'on introduit une sonde dans la vessie, on soulève toute cette face antérieure de la paroi vaginale avec laquelle elle est en rapport. Du côté du rectum, le rectocèle n'a pas éprouvé de changement. Si l'on examine la cavité du petit bassin, on aperçoit à peine le sommet du corps de l'utérus au fond de cette cavité; la vessie a été un peu entraînée, les ovaires et les trompes restent annexés aux ligaments larges sur les parois de cette espèce d'entonnoir qui représente la cavité pelvienne.

Les différents moyens d'union de l'utérus, ses ligaments sont tiraillés par le fait de cet abaissement, et leur superposition dans la cavité pelvienne, depuis la partie la plus profonde jusqu'à sa circonférence supérieure, permet d'en faire trois groupes principaux disposés en forme d'étage.

L'étage inférieur est formé par ce que l'on appelle les ligaments utéro-sacrés, replis de Douglas, ligaments utéro-lombaires de M. Huguier. Ils renferment une grande partie du plexus hypogastrique du grand sympathique, entremêlé de fibres et doublé par le péritoine. L'étage du milieu forme le relief le plus tendu. Une dissection minutieuse fait voir qu'il est formé par deux plans : le plus superficiel présente l'uretère, qui est peu tiraillé; au-dessous se trouve un tissu aponévrotique qui enveloppe un plexus veineux abondant, venant du ligament large et allant à la veine hypogastrique : c'est l'aponévrose du ligament large de M. le professeur Jarjavay. Ces veines sont tendues et présentent une certaine résistance ; elles sont composées de veines et artères utérines, vésicales. Cette aponévrose, tout à fait analogue à l'aponévrose prostato-péritonéale de l'homme, si bien décrite par M. le professeur Denonvilliers, s'insère en arrière du col de l'utérus; c'est elle qui entraîne le cul-de-sac postérieur du péritoine : elle est très tendue.

Enfin l'étage supérieur est formé par le ligament rond, qui est très faiblement tendu. Le rectum n'offre aucun déplacement. Du côté de la vessie, sur la ligne médiane, l'ouraque était tendu, et il y avait une dépression sur le bas-fond du réservoir urinaire.

Expérience VIII. — 30 avril. Sur une femme de trente ans, ayant eu des enfants, nous constatons que le col de l'utérus est très distinct dans le vagin : du cul-de-sac postérieur de ce conduit à la fourchette, on mesure 6 centimètres. Ayant saisi le col avec des pinces à érignes, on l'amène, par une traction très faible, tout à fait hors de la vulve. On peut alors explorer très facilement, à travers le cul-de-sac postérieur du vagin, la disposition des ligaments utéro-sacrés qui viennent se jeter sur les parties latérales du col de l'utérus; ils sont tendus, et le doigt apprécie bien leur résistance. Ils présentent la forme d'un triangle régulier, dont le sommet correspond au col de l'utérus; les deux côtés de ce triangle forment une saillie rigide; au centre, est une région plus dépressible, dans laquelle on reconnaît en haut l'extrémité obtuse du corps de l'utérus. Le sommet de ce triangle limite le repli du péritoine sur le col de l'utérus, dans les nouveaux rapports que lui ont créés l'expérience.

Expérience IX. — Femme de soixante ans, ayant eu des enfants. L'utérus est situé à 6 centimètres de profondeur dans le vagin. La cavité utérine donne, à l'hystéromètre, 5 centimètres et 2 millimètres. L'abdomen étant ouvert, on constate que les culs-de-sac péritonéaux sont normaux et ne présentent pas de brides accidentelles. Le col de l'utérus étant saisi avec les pinces à griffes, on amène le museau de tanche graduellement jusqu'à la vulve, avec la traction d'un seul aide. En suivant les phases de cette expérience, on voit que le péritoine se déplisse sur la vessie, mais n'abandonne nullement l'utérus; en arrière, au contraire, il abandonne le vagin; le péritoine rectal reste en place, tandis que le vagin et le col utérin descendent et semblent quitter le péritoine dans une étendue de 2 centimètres.

La paroi antérieure du vagin se déplisse, glisse sur le péritoine, qui reste en place, étant fixé par une lame aponévrotique qui vient s'insérer sur le col, là même où se trouve le cul-de-sac péritonéal qu'il détermine. Le museau de tanche étant à la vulve, ce cul-de-sac est distant de son extrémité de 3 centimètres 8 millimètres. Il y a donc une véritable invagination du vagin; les deux parois des cavités du vagin et du péritoine restent toujours parallèles; le point d'insertion du vagin ne se déplace pas, ni celui du cul-de-sac péritonéal antérieur; ainsi, dans cette nouvelle situation de l'utérus, le cul-de-sac péritonéal conserve toujours ses rapports avec le museau de tanche, le vagin s'insère en avant presque sur le sommet de ce museau de tanche.

Quant à la vessie, l'adhérence de son bas-fond au vagin produit forcément le cystocèle, quand la paroi antérieure de ce dernier est invaginée.

A la partie postérieure le vagin s'invagine de la même manière qu'à la partie antérieure; le péritoine reste dans ses mêmes rapports d'insertion. La distance qui séparait ce point d'insertion du sommet du museau de tanche était de 4 centimètres et 1 millimètre. Dans ce cas, le vagin venait s'insérer très près de la lèvre postérieure du col.

A la fin de l'expérience nous avons mesuré de nouveau la cavité utérine avec l'hystéromètre; elle nous a donné 8 centimètres, au lieu de 5 centimètres et 2 millimètres qu'elle présentait au commencement.

Expérience X. — 22 mai 1860. Sur une femme de quarante ans environ, qui avait eu des enfants, le col de l'utérus était situé à 6 centimètres de l'ouverture vulvaire. Nous avons saisi la paroi antérieure du vagin à 2 centimètres en avant de son insertion sur le col de l'utérus, et nous avons cherché à produire ainsi l'abaissement de cet organe jusqu'à la vulve. En employant une force modérée, nous n'avons pu abaisser l'utérus que de près de 3 centimètres. Le bas-fond de la vessie était entraîné en même temps. Nous avons appliqué ensuite la pince à griffes sur la paroi postérieure du vagin, à 2 centimètres environ du museau de tanche. Une traction modérée a fait descendre le col dans une étendue de 2 centimètres seulement. Il nous a semblé que dans cette seconde expérience la migration du col utérin était plus difficile.

Expérience XI. — 22 mai 1860. Femme de trente ans environ, n'ayant pas eu d'enfants ; le col de l'utérus est effacé, ses lèvres font à peine saillie dans le vagin. On applique successivement la pince à griffes sur la paroi vaginale antérieure et sur la paroi postérieure, comme dans le cas précédent; des tractus fibreux et des altérations du côté des ovaires et des trompes qui sont remplis de kystes rendent difficile l'appréciation de la locomotion de l'utérus en bas. Une traction modérée, exécutée avec la main, a fait descendre l'utérus de près de 3 centimètres, et cet abaissement a été sensiblement le même lorsque l'action portait sur la paroi antérieure ou sur la paroi postérieure.

Résultats des expériences.

Nous venons d'exposer avec toute la fidélité d'un observateur les expériences principales que nous avons faites sur le cadavre dans le but d'étudier les différents phénomènes qui se passent lorsque l'utérus change de situation, et spécialement lorsqu'il est entraîné en bas. Voici quelques-uns des faits principaux qui nous ont frappés dans le cours de ces expériences.

De la force nécessaire pour abaisser l'utérus.

Tous les chirurgiens qui pratiquent journellement l'abaissement de l'utérus jusqu'à la vulve pour faire des opérations sur le col savent qu'il faut exercer des tractions assez énergiques dans certains cas pour attirer en bas et pour maintenir cet organe ainsi descendu. Un seul aide suffit pour cette opération, mais il faut quelquefois employer la force des deux mains. Quelle force faut-il employer pour produire le degré d'abaissement que nous avons indiqué plus haut? Nous avons mesuré avec le dynamomètre dans un certain nombre d'expériences qui nous ont donné toujours le même résultat (exp. 1 et 2). Cette force correspond entre 15 et 25 kilogrammes. C'est donc cette même force que l'on déploie lorsqu'on attire l'utérus jusqu'à la vulve avec les deux mains. Et comme chez le vivant nous voyons aussi un seul aide produire le même résultat que nous avons observé sur le cadavre, nous pensons qu'il faut employer une force égale, pour pratiquer l'abaissement de l'utérus dans les deux cas. Ce résultat n'a pas encore été expérimenté.

Il y a loin, comme on peut le voir, des chiffres que nous avons indiqués comme représentant la force employée pour produire artificiellement le prolapsus de l'utérus, avec celle qui a été donnée par M. Depaul, dans ses *Observations au mémoire de M. Huguier sur l'allongement hypertrophique du col utérin.* En effet ce chirurgien a été obligé, pour arriver au même résultat que nous, c'est-à-dire pour produire le prolapsus de la matrice sur un cadavre, d'employer les efforts réunis et très énergiques de trois personnes. (Depaul, discussion à l'Académie de médecine.)

Nous avons employé une force assez considérable pour produire la sortie de l'utérus hors de la vulve, puisque nous sommes allé jusqu'à 50 kilogrammes (exp. 3 et 4). Pour obtenir la chute complète, il semblerait qu'il faut une action moins puissante, car nous n'avons pas dépassé 20 kilogrammes (exp. 5). Mais dans ce cas nous avons employé une autre méthode, dont nous allons parler dans le paragraphe suivant.

De la durée des moyens d'action.

Si la force qui a surmonté la résistance des moyens de soutien de l'utérus n'agit que pendant un temps très court, on ne tarde pas à voir cet organe reprendre sa situation normale. Ce phénomène s'observe surtout lorsqu'on a pratiqué seulement le premier degré de la chute de l'utérus, l'abaissement jusqu'à la vulve (exp. 2). Si, au contraire, la force agit pendant un temps assez long, les tissus perdent toute espèce de propriété de revenir sur eux-mêmes, leur élasticité est détruite, alors le déplacement reste acquis.

Nous avons expérimenté ces deux méthodes, l'une dans laquelle nous produisions rapidement les divers degrés de la chute de l'utérus, l'autre dans laquelle nous agissions pendant plusieurs heures, plusieurs jours sur l'utérus. pour produire son prolapsus. Si nous les comparons entre elles, nous voyons que cette durée d'action permet d'employer une force bien moins considérable, non-seulement pour produire le même résultat, mais aussi pour obtenir les déplacements les plus considérables de l'utérus. Ainsi, tandis que dans un cas (exp. 3), il nous fallait employer une force qui allait jusqu'à 50 kilogrammes pour obtenir la chute de l'utérus à 2 centimètres de la vulve, nous obtenions le même résultat avec une force équivalente à 30 kilogrammes, mais maintenue constante pendant trois heures (exp. 4). De plus, nous avons produit ce même déplacement avec une force bien moins considérable que dans le cas précédent, force égale à 15 kilogrammes seulement, mais la durée de l'expérience a été de quatre jours (exp. 6). Enfin, cette longue durée des moyens d'action pendant quatre jours nous a permis de produire le degré le plus avancé de la maladie que nous décrivons (exp. 5). Mais dans ces deux derniers cas est venue s'ajouter une modification à l'expérimentation qui a pu influencer son résultat, et que nous avons signalée déjà dans l'exposé de notre méthode expérimentale : je veux parler de l'augmentation graduelle des moyens d'action.

En combinant cette méthode avec la précédente, c'est-à-dire en agissant successivement avec une force de plus en plus grande, et en agissant pendant un temps assez long, nous avons produit, avec de très faibles forces, les mêmes déplacements de l'utérus pour lesquels nous avions employé des forces bien plus grandes par les autres méthodes. Ainsi, dans un cas (exp. 6), nous avons produit la chute de l'utérus hors de la vulve, prolapsus incomplet, en appliquant successivement chaque jour 5 kilogrammes, en commençant par ce poids, jusqu'à 15 kilogrammes seulement le troisième jour ; l'expérience a duré quatre jours. Dans un second cas (exp. 5), nous avons fait sortir complétement l'utérus au delà de la vulve, en appliquant successivement chaque jour 5 kilogrammes, en commençant par ce poids, jusqu'à 20 kilogrammes le dernier jour de l'expérience, qui était le quatrième. Nous verrons que cette action, longtemps prolongée et graduellement augmentée des forces qui agissent sur l'utérus, imprime des modifications profondes à tous les organes qui la subissent; c'est cette méthode qui nous a donné les meilleurs résultats.

Nous devons signaler ici un fait assez digne de remarque, et qui se rapporte à l'action souvent répétée des tractions sur l'utérus. Après avoir attiré cet organe en bas jusqu'à la vulve, pendant un temps très court, et l'avoir laissé reprendre sa situation normale, si l'on répète une nouvelle traction sur le col, on voit que dans cette seconde expérience il faut déployer une force bien moins grande pour produire le même déplacement de l'utérus. En faisant succéder ces opérations un certain nombre de fois, les moyens d'attache de l'utérus perdent bientôt toute leur résistance, et laissent cet organe dans la nouvelle situation où une cause agissante très faible l'a placé.

Il nous faut maintenant étudier pour chaque organe les modifications qui sont survenues dans le cours des expériences, on saisira mieux l'importance de quelques-uns de ces faits ; nous essayerons ensuite de les retracer dans leur ensemble pour montrer la marche qu'ils ont suivie : ce sera la synthèse de ces expériences dont nous allons d'abord faire l'analyse.

Utérus.

Outre le phénomène de la locomotion de l'organe, et, partant, le changement que l'on observe dans ses rapports, l'utérus présente aussi des modifications dans sa forme : l'utérus peut être abaissé jusqu'au-dessous du détroit inférieur du bassin. Nous avons admis trois degrés, l'un d'abaissement jusqu'à la vulve, l'autre en dehors de la vulve, et le troisième degré au delà du détroit inférieur : une traction plus forte pouvant déchirer les parties. Dans ces trois cas, si on les compare dans les planches qui représentent ces expériences avec la région périnéale à l'état normal (planches I et II), on voit que les rapports ne changent pas d'une manière générale, en ce sens que les organes avec lesquels l'utérus était en rapport descendent avec lui et se rapprochent du périnée ; il n'y a que le rectum, qui ne descend pas, pour lequel ces rapports sont changés.

Une traction exercée pendant un certain temps allonge le tissu de l'utérus, et ce phénomène nous a permis, dans d'autres expériences, de couper une portion très étendue du col de l'utérus sans intéresser les culs-de-sac du péritoine. La section, qui avait porté à une distance de 4 centimètres, s'expliquait par cet allongement du tissu utérin, comme nous nous en sommes assuré en mesurant le segment qui restait du corps de l'organe.

Vagin.

Dès le premier degré de l'abaissement, la paroi antérieure du vagin est complétement renversée, elle regarde en bas ; la paroi postérieure ne change presque pas de position. Il en résulte qu'il n'y a plus de cavité vaginale en avant, tandis que le cul-de-sac vaginal postérieur est conservé. Mais un phénomène très curieux, c'est la manière dont se fait ce déplacement en arrière : le col de l'utérus, en descendant, entraîne le vagin qui lui adhère ; il y a invagination de ce conduit, et son extrémité postérieure forme un cul-de-sac qui se rapproche de plus en plus de la vulve, à mesure que l'utérus l'entraîne : de plus, dès que le phénomène est commencé, le péritoine, qui recouvre sa paroi postérieure, s'enfonce entre elle et l'utérus, et répond à la face antérieure de cette paroi postérieure invaginée.

Vessie.

Les modifications de la vessie ont lieu dans son corps et dans son canal. Dans le premier degré, son bas-fond est déjà attiré en avant, au-dessous de la paroi vaginale antérieure : le canal de l'urèthre présente une courbe à concavité postérieure, et son orifice vésical se dirige en arrière et en haut. Dans le second degré, la vessie est divisée en deux loges, une supérieure, plus volumineuse que l'inférieure. Le canal de l'urèthre est encore dirigé en arrière. Dans le troisième degré, la séparation des deux poches est des plus évidentes; le cystocèle est entraîné en bas, au delà de la symphyse du pubis; le canal de l'urèthre, fortement courbé sur lui-même, se dirige tout à fait en bas.

Moyens d'union de l'utérus aux parties voisines : ligaments, vaisseaux, replis péritonéaux.

Le péritoine qui tapisse les principaux organes de la cavité pelvienne les accompagne dans leur migration, il présente seulement des changements de rapports. Pour le cul-de-sac antérieur et postérieur, voici ce que l'on constate. Le cul-de-sac vésico-utérin a subi une très légère migration, tandis que le cul-de-sac recto-utérin s'est enfoncé considérablement dans un abaissement forcé; les deux extrémités des deux culs-de-sac peuvent dépasser le détroit inférieur du bassin.

Le péritoine reste toujours en rapport avec l'utérus, la vessie, le rectum, le vagin; c'est par un phénomène particulier de locomotion que nous avons bien indiqué dans plusieurs de nos expériences que ce phénomène de migration a lieu. On peut l'étudier surtout pour le cul-de-sac antérieur vésico-utérin : on voit que ce péritoine, doublé du tissu fibreux sous-jacent, véritable fascia *sous-peritonealis* très développé dans cette région pelvienne, glisse sur les organes où il est le plus lâchement uni par le tissu cellulaire sous-fibreux ; ainsi, c'est aux dépens du péritoine vésical, rectal, que se forme l'augmentation en profondeur de ces culs-de-sac. Dans les parties où le tissu fibreux sous-péritonéal est très développé, il se forme de véritables brides tendues, analogues aux ligaments de l'utérus.

Ces derniers pourront présenter les phénomènes suivants : jamais les ligaments ronds n'ont présenté de tension, leur trajet est devenu rectiligne au lieu de flexueux qu'il était ; les ligaments larges, entraînés avec les ovaires et les trompes, sont légèrement tendus ; il en est de même des urétères, qui font une saillie accusée sous le péritoine. Ce sont surtout les faisceaux fibreux postérieurs, ligaments de Douglas, qui, aussitôt qu'on abaisse l'utérus, se tendent déjà fortement ; on les voit remonter sur les parties latérales du rectum et venir s'épanouir en éventail dans la région lombaire ; les filets nerveux qu'ils renferment rendent compte des douleurs si vives que les malades accusent dans le prolapsus utérin, et du siége profond de cette sensibilité.

Evolution de la chute de l'utérus sur le cadavre.

Si nous suivons l'ordre dans lequel se présentent les phénomènes que nous avons étudiés en détail pour chacun des organes du bassin, et dont nous avons cherché à donner la raison d'après l'étude anatomique, voici ce que nous avons observé.

Lorsqu'on attire doucement le col de l'utérus à la vulve, on voit peu à peu la paroi antérieure du vagin descendre dans ce conduit, et se renverser en dehors, de manière à faire une saillie appréciable qui refoule l'urèthre en haut. La lèvre postérieure du col utérin entraîne aussi la paroi postérieure du vagin qui lui est adhérente, mais dans une très petite étendue. Dans ce mouvement, que l'on peut comparer à une véritable invagination, la paroi antérieure du vagin disparaît, c'est-à-dire que le canal n'existe plus en avant, tandis qu'en arrière, il reste encore un cul-de-sac, un canal dans lequel on trouve aussi des parois formées par leur renversement dans le conduit même.

Dans ce mouvement, la paroi antérieure du vagin adhérant d'une part au bas-fond de la vessie, d'autre part au col utérin, attire en bas le réservoir urinaire qui, fixé fortement derrière l'arcade pubienne, se déforme dans sa moitié inférieure. Ce phénomène agit comme si une véritable traction était faite sur le bas-fond de la vessie, car celle-ci est déprimée en entonnoir; et si la force agit longtemps, cette dépression devient un véritable diverticulum, une poche secondaire, qui se sépare de l'autre cavité de la vessie par un rétrécissement assez marqué. En même temps que le bas-fond de la vessie est entraîné, le col de cet organe s'abaisse, il n'est plus au même niveau que l'ouverture extérieure de l'urèthre. Cet abaissement a encore pour effet de changer complétement la direction de ce canal qui, dans le dernier degré, se dirige presque directement en bas en décrivant toujours une courbure à concavité tournée en bas. Quand l'utérus est maintenu pendant un certain temps à la vulve ou au delà, le périnée devient saillant, bombé; on voit qu'il oppose une certaine résistance à la sortie des organes hors des parties génitales externes.

Il faut examiner maintenant du côté de l'abdomen la migration que présentent l'utérus et ses annexes, et comment se comportent les culs-de-sac du péritoine. L'utérus s'enfonce derrière la vessie qu'il refoule un peu en avant, et son corps vient se cacher au fond de l'excavation pelvienne, tellement bas, qu'on n'aperçoit plus que son sommet. La vessie se déprime légèrement vers son bas-fond et semble s'enfoncer davantage. Le rectum n'éprouve aucune modification. Les ovaires et les trompes restent sur les parois du petit bassin, et de leur base on voit partir les replis péritonéaux des ligaments larges. La cavité pelvienne ressemble, alors qu'on a enlevé les intestins, à un entonnoir sur les parois duquel sont disposés les replis péritonéaux qui vont se jeter aux organes de cette région ; ils sont plus ou moins tendus et affectent une disposition toute particulière que je vais indiquer. Si on les considère depuis le fond de la cavité pelvienne jusqu'à son ouverture supérieure, on peut les ranger en trois étages superposés.

L'étage inférieur est constitué par les replis de Douglas. Ce sont les ligaments utéro-lombaires ; ils sont formés par la plus grande partie du plexus hypogastrique du grand sympathique doublé par le péritoine. Les douleurs que les malades éprouvent dans la chute de l'utérus peuvent être expliquées par le tiraillement des nerfs de ce plexus.

L'étage du milieu forme le relief le plus tendu. Une dissection minutieuse fait voir qu'il est formé par deux plans. Le plus superficiel présente l'uretère, qui est un peu tiraillé ; au-dessous se trouve une lame aponévrotique qui enveloppe un plexus veineux abondant allant se rendre à la veine hypogastrique. Ces veines sont tendues et présentent une certaine résistance : elles accompagnent les artères utérines vésicales, branches de l'hypogastrique. Cette aponévrose s'insère en arrière du col de l'utérus, c'est elle qui entraîne le cul-de-sac postérieur du péritoine.

Enfin l'étage supérieur est formé par le ligament rond, qui a une direction moins flexueuse.

De plus, les enfoncements naturels que forme le péritoine en avant et en arrière de l'utérus sont modifiés dans leur étendue, ils se rapprochent du périnée. De ces deux culs-de-sac l'antérieur descend moins que le postérieur : ce dernier offre un changement de rapports très curieux dans l'invagination de la paroi postérieure du vagin : en descendant avec le col utérin il accompagne la paroi postérieure du vagin pour venir se placer sur la nouvelle face antérieure, de cette paroi dans un rapport plus direct avec l'utérus.

Comparaison des expériences avec les faits pathologiques.

On peut établir certains rapprochements, si l'on vient à comparer les faits pathologiques de chute de l'utérus avec les résultats de nos expériences sur le cadavre. Nous ne voulons rien exagérer, puisque nous montrerons aussi les différences qui les séparent, et en cela nous serons guidé par la critique qu'un savant chirurgien a déjà faite sur nos recherches (Richet, *Traité d'anatomie chirurgicale*, 2e édit., p. 817).

Certainement ces moyens mécaniques qui amènent un changement de situation dans le rapport des organes d'une manière aussi rapide, ne peuvent être comparés à l'action incessante des causes mêmes du même genre qui agissent sur l'individu vivant, et qui se traduisent par un changement dans la situation et par une modification dans la configuration des organes, sans compter que la structure intime est aussi plus ou moins modifiée. Cependant on ne peut s'empêcher d'être frappé de la ressemblance générale qui existe au point de vue des rapports nouveaux que les organes ont contractés, et du changement de configuration de quelques-uns d'entre eux, si l'on vient à comparer un cas de chute incomplète de l'utérus avec un prolapsus utérin artificiel; et ce rapprochement offre un plus grand intérêt, lorsque l'on suit l'évolution de ce prolapsus : on voit alors qu'il se produit souvent par un mécanisme à peu près semblable dans les deux cas. (Comparez les pl. I et II avec la fig. 1 de la pl. IV.)

Du côté de la vessie, même disposition, forme bilobée, cystocèle vaginal, direction de l'urèthre en arrière. Le renversement du vagin est complet en avant; il présente en arrière un cul-de-sac qui a la même profondeur dans les deux exemples. Les culs-de-sac du péritoine sont à peu près à la même distance du périnée, et leurs rapports avec le corps de l'utérus sont les mêmes.

Comme différence, nous trouvons une capacité plus grande de la vessie et un allongement particulier du col de l'utérus dans la pièce pathologique, différences qui ont été le résultat de la lenteur avec laquelle l'affection s'est produite.

Ainsi, au point de vue du rapport des organes, ces deux exemples offrent un rapprochement complet; ils ne diffèrent que par l'augmentation de volume de quelques-uns produite par la durée de la maladie, tandis que l'expérimentation n'a agi que pendant un temps très court.

Cette comparaison que nous venons d'établir entre les résultats de nos expériences et les cas de chute pathologique de l'utérus reçoit une certaine confirmation par l'examen de l'évolution de ce prolapsus sur le vivant. Lorsqu'on suit les différents degrés de cette affection, on voit se passer les mêmes phénomènes que ceux que nous avons produits sur le cadavre : ainsi, pour le renversement du vagin, similitude parfaite dans le prolapsus incomplet; du côté de la vessie, de l'urèthre, même déviation des organes à mesure que le prolapsus devient plus considérable; pour la tension des ligaments, pour leur élasticité, même résultat dans les deux états; il a été constaté souvent sur le vivant. M. le professeur Malgaigne indique très bien la disposition des replis de Douglas, que l'on sent facilement avec le doigt introduit dans le rectum lorsque l'utérus est abaissé (*Anat. chirur.*, 2e édit., t. II).

Le mouvement par lequel l'utérus, attiré au dehors, remonte assez loin dans la cavité vaginale, a été souvent remarqué.

Un observateur des plus judicieux, M. Verneuil, chirurgien des hôpitaux, a été frappé de ce phénomène dans un cas récent. Dans une opération, ayant attiré l'utérus jusqu'à la vulve et sans employer une grande force, l'érigne qui maintenait l'organe en place ayant cédé, l'utérus remonta immédiatement jusqu'au fond du vagin, comme s'il avait été sollicité dans ce retrait par une action musculaire énergique (communication orale).

Voici un autre fait dans lequel ce phénomène aurait pu embarrasser un chirurgien moins habile que M. Broca. Je laisse parler ce chirurgien. « En 1857, j'ai pratiqué dans le service de M. Voillemier, que je faisais par intérim, une amputation du col de l'utérus. C'était pour un simple allongement hypertrophique du col, dans sa portion sous-vaginale. Ce col descendait jusque tout près de la vulve, mais ne faisait pas saillie à l'extérieur ; il n'y avait pas de prolapsus appréciable, c'est-à-dire que les culs-de sac du vagin n'étaient pas situés notablement plus bas que de coutume. J'amputai avec les ciseaux courbes un peu plus de 3 centimètres du col. J'avais attiré l'organe à l'extérieur, ce qui avait été assez facile ; je fis la section en plusieurs fois, m'arrêtant chaque fois que j'ouvrais une artère pour la lier avec le ténaculum ; mais au moment où je terminais l'opération, l'utérus remonta, et il y avait au moins une artériole dans les tissus divisés en dernier lieu, car une hémorrhagie se produisit aussitôt : un léger tamponnement avec le perchlorure de fer arrêta le sang. La malade a bien guéri. » (*Observation inédite.*)

MÉCANISME. — ÉVOLUTION.

Les détails nombreux dans lesquels je suis entré me permettent maintenant d'exposer le mode suivant lequel s'opère la chute de l'utérus et son évolution.

Le prolapsus utérin peut survenir tout à coup à la suite de chutes, violences extérieures, rupture du périnée dans l'accouchement; mais le plus ordinairement il suit une marche assez lente, on peut alors suivre les diverses phases de son développement.

La cause qui a produit le premier degré d'abaissement peut siéger, comme nous l'avons vu, dans l'utérus ou dans ses moyens de suspension et de soutien. Cette cause peut agir de haut en bas: ainsi dans tous les cas de développement de tumeurs dans le petit bassin, dans le phénomène de l'effort; ou directement en bas, par tiraillement de l'utérus à la suite de tumeurs du vagin, de la vessie, polypes utérins, affections du museau de tanche, ou bien par le relâchement du périnée ou des ligaments suspenseurs qui abandonnent l'utérus à son propre poids et à l'action de toutes les causes que nous venons de signaler.

Dans ces différents cas le mécanisme varie aussi; mais une fois que l'utérus est descendu d'une certaine étendue dans le vagin, ces causes se réunissent, et alors chaque auteur a pour ainsi dire raison en admettant une théorie ou l'autre pour expliquer le phénomène d'abaissement. Ainsi, dans un cas de chute symptomatique de l'utérus produite par un kyste ovarique par exemple, on ne pourra pas admettre l'action des parois du vagin comme cause d'entraînement de l'utérus en bas; mais aussitôt que celui-ci, refoulé en bas, aura renversé a paroi vaginale antérieure, que le cystocèle sera formé, ces deux nouvelles causes agiront à leur tour et contribueront à augmenter le prolapsus : la cause primitive pourra cesser, la cause secondaire continuant à agir.

Les auteurs ont émis plusieurs opinions sur le mécanisme de la formation de la chute de l'utérus, qui peuvent se ranger comme les groupes de causes que nous avons déjà fait connaître. Les principales de ces théories peuvent se rapporter à une action mécanique sur l'utérus : pression interne par des efforts, par des tumeurs ; entraînement de l'utérus en bas, par les organes auxquels il est attaché, vagin, vessie, ou tumeurs développées dans ses parois et sorties à l'extérieur ; enfin, action propre de l'utérus qui, en augmentant de volume, change de situation : hypertrophie, etc. Ces grands groupes présentent des variétés que l'exposé de quelques théories fera mieux connaître.

Froriep a recherché avec un grand soin quelle pouvait être la nature de la chute de l'utérus : dans ce but, il a examiné un grand nombre de personnes à l'hôpital de la Charité de Berlin, et il a étudié les nombreuses préparations anatomo-pathologiques que renferme le musée anatomique de la même ville. Ces faits ont été consignés dans ses *Chirurgische kupfertafeln*, où de nombreuses planches représenteut toutes les formes et les degrés de la chute de l'utérus et du vagin. Pour cet auteur, la chute de l'utérus n'est pas une maladie primitive, mais une maladie secondaire de la hernie du vagin. Voyons d'abord la théorie et les faits proposés par Froriep, pour appuyer cette opinion : elle mérite d'être discutée, car ce point de doctrine est de la plus grande importance, au point de vue de la pratique de la cure radicale de la chute de l'utérus.

Toutes les fois que la matrice descend plus ou moins bas dans l'excavation pelvienne, elle est accompagnée par le péritoine qu'elle entraîne : les deux culs-de-sac formés en avant et en arrière de ce viscère, entre la vessie et le rectum, deviennent plus profonds, et leur disposition est telle que quelques auteurs les ont comparés à des cavités herniaires. Le cul-de-sac postérieur surtout est souvent rempli par des anses intestinales, et on lui a donné quelquefois le nom de hernie vaginale postérieure. Ces culs-de-sac péritonéaux, continuant à se développer, le postérieur surtout, constituent une véritable excavation recto-utérine qui descend jusqu'à atteindre le périnée. A ce moment, on comprend que toute la paroi vaginale postérieure n'est plus en état d'opposer une bien forte résistance à l'effort des viscères, et bientôt l'excavation recto-utérine descend encore plus bas que l'ouverture vaginale. Il se forme alors aux dépens de la chute partielle du vagin un grand sac herniaire dont l'ouverture se trouve à la hauteur du museau de tanche et dont le fond descend plus bas que l'ouverture vaginale. Cette vaste hernie, remplie par de l'intestin, forme alors une tumeur d'un certain poids que rien ne soutient dans sa partie inférieure, et qui vient agir sur les parties auxquelles elle est adhérente, par conséquent à la surface postérieure du col de l'utérus, suivant un mécanisme que Froriep a cherché à expliquer.

Il peut se passer deux ordres de phénomènes qui peuvent rester isolés ou qui peuvent se montrer ensemble.

Dans un premier cas, si les liens fibreux, vasculaires, qui maintiennent l'utérus dans sa situation, résistent, ne cèdent pas, la partie inférieure et postérieure seule de l'organe sera entraînée, et il s'ensuivra un véritable étirement, un allongement du col de l'utérus, et principalement de la lèvre postérieure de cet organe.

Dans un second cas, les attaches naturelles de l'utérus cèdent peu à peu, l'utérus en entier est entraîné; il descend peu à peu, jusqu'à ce que le prolapsus soit complet.

Ainsi, pour Froriep, le mécanisme de la chute de l'utérus peut être comparé à celui de la formation des hernies, au début, sous l'influence de la pression des viscères abdominaux, l'utérus est refoulé, et les replis péritonéaux l'accompagnent; à mesure que la matrice est entraînée, la cavité péritonéale se prolonge vers la partie inférieure du périnée; et, dans un degré avancé, la région postérieure principalement, l'excavation recto-utérine dépasse la limite périnéale, lorsque la chute est complète. Toutes ces variétés du déplacement du péritoine ont été bien indiquées dans les figures schématiques qu'il a ajoutées à sa description, et on peut tirer les mêmes conclusions de l'examen des planches anatomo-pathologiques relatives à la chute de l'utérus et du vagin.

Jusqu'à présent, le chirurgien de Berlin a eu surtout en vue, dans le mécanisme de la chute de l'utérus, la formation des culs-de-sac péritonéaux autour de l'utérus et leur rôle dans l'entraînement de cet organe : or c'est principalement sur la région postérieure de l'organe qu'ils agissent; mais une fois que l'utérus a cédé à leur action, sa chute entraîne à son tour le prolapsus de tous les organes voisins.

Dans d'autres cas, la chute de l'utérus semble se produire sous l'influence du même mécanisme, mais elle reconnaît un tout autre ordre de causes : ces faits n'ont pas échappé à la sagacité de Froriep.

Cet auteur avait observé un très grand nombre de cystocèles, et, dans certains cas de chutes de l'utérus, il a pu constater la formation du cystocèle avant toute espèce d'abaissement de la matrice. Dans ces cas, voici le mécanisme du prolapsus utérin : au début, la vessie fait hernie du côté de la paroi antérieure du vagin; la formation de cette poche accidentelle amène une déviation du canal de l'urèthre, et, partant, une gêne dans l'émission des urines et une rétention plus ou moins complète de ce liquide dans la poche accidentelle. Cette réplétion de la poche urinaire, qui se renouvelle fréquemment, refoule peu à peu la paroi antérieure du vagin, l'entraîne en bas, et celle-ci, à son tour, réagit sur le col de l'utérus, auquel elle adhère et qu'elle tiraille sans cesse. Il en résulte un abaissement de l'utérus dans le conduit vaginal, et une traction sur les moyens d'attache de cet organe. Lorsque, sous l'influence de cette cause longtemps prolongée, le relâchement des ligaments a été produit, l'utérus descend de plus en plus, et, à son tour, il entraîne la paroi postérieure du vagin, et la chute de tous ces organes devient plus ou moins complète.

Ainsi voilà deux ordres de faits dans lesquels on peut regarder la production de la chute de l'utérus comme secondaire à la chute du vagin et comme le résultat de l'action de cet organe sur l'utérus.

M. Cruveilhier a admis ce mode de formation du prolapsus utérin dans lequel le vagin relâché attire peu à peu le col de l'utérus en bas, et dans ce cas, l'invagination des parois de ce conduit est le phénomène initial ; il le désigne sous le nom d'invagination par attraction ou sans rainure.

Cependant, la chute du vagin accompagnant la chute de la vessie, le cystocèle vaginal peut exister sans chute de l'utérus, comme l'a démontré M. Malgaigne, mais ces cas de cystocèle simple sont rares. (*Journal de chirurgie*, tome I.)

Le phénomène de la chute de l'utérus, résultat d'une action exercée sur le corps de cet organe par la pression des viscères abdominaux ou par le poids des tumeurs développées dans le petit bassin, n'a pas besoin d'être expliqué.

Quant au mécanisme suivant lequel s'opère la chute de l'utérus par suite du développement pathologique d'une partie ou de la totalité de l'organe, il est plus important à étudier. Quelle que soit la nature de la lésion, hypertrophie, altération du tissu par néoplasmes, congestion, tumeurs de natures diverses développées dans le tissu utérin, la disposition anatomique des parties, telle que nous l'avons décrite avec tant de soin, et en particulier l'insertion du vagin au col de l'utérus, les rapports et la structure des tissus qui composent les cloisons vésico-utérines, recto-vaginales, va nous permettre d'expliquer le mécanisme suivant lequel l'utérus peut tomber hors du vagin.

Dans ce cas, on a invoqué encore l'action de la pesanteur, et M. Huguier lui-même a adopté cette opinion, après avoir montré cependant la fréquence de la lésion du tissu utérin et la rareté d'un déplacement pelvien en rapport avec le déplacement vaginal. De plus, on ne pouvait admettre, comme l'a dit M. Depaul dans la discussion à l'Acamie de médecine, que cette hypertrophie ne pût se développer du côté de l'abdomen à cause des efforts des viscères.

On peut alors se demander : pourquoi ce développement n'a pas lieu du côté de cette région, mais toujours en bas ? Pourquoi la partie inférieure de l'utérus qui subit cet allongement hypertrophique que décrit si bien M. Huguier, pousse au-dessous d'elle, en la renversant, l'extrémité du vagin? Est-ce seulement parce que le corps ne peut subir qu'avec difficulté un mouvement ascensionnel à cause des obstacles qu'il est obligé de surmonter, et à cause de la station verticale des malades et de l'influence des efforts? (Huguier, *Mémoire*, p. 414.) Si nous posons toutes ces questions, c'est parce que nous pensons que ce ne peut être le poids de l'utérus qui produira ce prolapsus. Dans la plupart des faits ayant rapport à des tumeurs d'un certain volume, l'utérus, comme nous l'avons dit, est très peu abaissé. Nous allons chercher la cause de ce prolapsus dans la disposition du vagin à sa partie supérieure, dans ses rapports avec le col utérin, dans la résistance qu'il oppose à se laisser entraîner en haut, et dans la facilité, au contraire, avec laquelle il peut descendre.

La cause première est certainement un phénomène congestionnel, comme celui que j'ai indiqué : irritation chronique à l'entour du col, poussées inflammatoires successives, comme les appelle Froriep, congestion du tissu fibro-dartoïque et vasculaire du vagin et de l'utérus, comme le désigne M. Cazalis. Sous l'influence de ces causes diverses congestionnelles, survient un état particulier appelé hypertrophie des différentes parties de l'utérus. Cet état peut porter sur le corps de l'organe ou sur le col. Dans le premier cas, le volume du corps étant augmenté, on comprend que l'action de la pesanteur ait toute influence sur lui. Si l'hypertrophie ou l'augmentation en volume, pour ne rien préjuger de la nature de l'altération du tissu, porte sur le col, elle a lieu sur le segment inférieur ou sur le segment supérieur qui est en connexion avec les insertions vaginales. Il faut que le développement hypertrophique de la région intra-vaginale du col atteigne d'assez grandes dimensions pour produire le prolapsus utérin, tandis que dans le second cas ce phénomène se montre de très bonne heure et il acquiert très vite des proportions très grandes.

Voici par quel mécanisme on peut expliquer ce phénomène. Si l'on jette un coup d'œil sur la figure suivante qui représente les différents organes pelviens chez la femme, et si l'on se rappelle la description anatomique des insertions du vagin sur le col de l'utérus et les rapports de leurs tissus respectifs, faits que nous avons cités plus haut, on pourra mieux comprendre ce mécanisme.

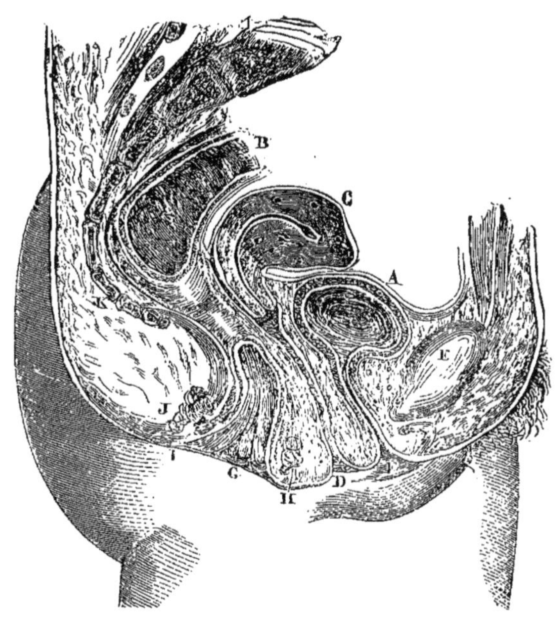

Coupe antéro-postérieure du périnée sur un cadavre congelé. — A, vessie ; B, rectum ; C, utérus ; D, vessie ; E, pubis ; F, urèthre ; G, anus ; H, périnée ; I, fesse ; J, Spincter externe ; K, coccyx.

Si le corps de l'utérus s'hypertrophie, il restera libre dans la cavité abdominale, il pèsera sur le plancher périnéal et sur les ligaments, et si le prolapsus survient, il descendra en masse. Si l'hypertrophie porte sur l'extrémité du museau de tanche, cette partie descendra librement dans le vagin, puisqu'elle n'a pas d'attaches avec ui, si ce n'est par sa membrane muqueuse, et il faudra qu'il ait acquis un certain développement pour entraîner le vagin sur l'utérus par son poids.

Si, enfin, l'hypertrophie porte sur la partie intermédiaire au corps et à la région vaginale du col, le diamètre longitudinal de l'utérus est encore augmenté.

L'hypertrophie qui porte sur le col utérin agit aussi sur la région correspondante du vagin qui s'y insère, et dont le tissu fibro-dartoïque se confond avec celui du col ; il en résulte une connexion plus intime entre ces deux parties. D'un autre côté, les lamelles aponévrotiques que nous avons vues entrer dans la composition de ces parties, celles qui doublent le vagin, la vessie, le rectum, sont toutes dépendantes de l'aponévrose pelvienne, sur laquelle elles viennent se jeter ; si on cherche à rapprocher ces organes du plancher périnéal, on relâchera ces aponévroses, tandis qu'elles offriront une grande résistance si l'on cherche à refouler les organes dans le bassin. La portion intermédiaire du col a donc une très grande facilité à se développer en bas, où elle rencontre la cavité du vagin, dont elle entraîne les parois supérieures, tandis que pour se développer en haut il lui faudrait entraîner les attaches du vagin à tout le plan aponévrotique qui le maintient dans le bassin.

Ce n'est pas une opinion purement hypothétique que j'émets dans ce moment ; elle est basée sur des recherches anatomiques, et on peut voir dans une région bien voisine un phénomène tout à fait analogue. Pourquoi le col de l'utérus, ou l'utérus tout entier dans le prolapsus, en entraînant le vagin, produit-il toujours le cystocèle ? C'est à cause de ces adhérences aponévrotiques très intimes qui existent entre le corps de la vessie, le col utérin et le vagin, fait bien acquis à la science depuis les beaux travaux de M. Jobert (de Lamballe) sur cette région.

MARCHE ET PRONOSTIC.

Un des caractères de la chute de l'utérus est sa marche lente mais toujours progressive ; cette augmentation continuelle de la tumeur distend de plus en plus les parties destinées à la maintenir, les rend inaptes à la contenir, et la maladie devient presque toujours incurable, si, dès le début, on n'a pas opposé des moyens efficaces pour arrêter son développement.

Le prolapsus utérin peut acquérir presque subitement un volume assez considérable lorsqu'il a lieu à la suite d'une chute, d'une plaie du périnée, d'un effort considérable, mais dans le plus grand nombre des cas, il n'acquiert un volume considérable qu'au bout d'un temps assez long. La tumeur qui fait hernie à l'ouverture vulvaire rentre d'abord avec facilité et souvent elle ne sort que lorsque la malade fait des efforts ou lorsque les malades restent trop longtemps dans la station debout. A mesure que son volume augmente et qu'elle sort de la vulve, on voit le vagin se renverser, peu à peu la coloration change d'aspect, le réservoir de l'urine participe au déplacement et les troubles de la miction sur lesquels nous avons insisté commencent à se montrer. La tumeur qui n'est plus alors réductible pèse lourdement en bas, et son poids, si elle n'est pas maintenue, tend à entraîner de plus en plus l'utérus. Elle s'incline en arrière et pousse de plus en plus sur la commissure postérieure de la vulve, sur le périnée ; toutes ces parties sont déprimées, effacées, le relâchement de la vulve est tel que la tumeur ne peut plus rester dans le bassin. Quand la tumeur a acquis un volume aussi considérable, une grande partie de la vessie se trouve entraînée, sa contractilité est diminuée, elle ne peut vaincre les obstacles fournis par la déviation considérable de l'urèthre, l'urine s'écoule alors par regorgement et est la cause des uls cérations nombreuses de la muqueuse vaginale. Plu tard enfin la muqueuse vésicale s'enflamme à son tour. Lorsque la chute de l'utérus est très développée, le rectum est entraîné dans la tumeur, en même temps le sphincter anal présente un relâchement, il n'est pas rare en effet de voir la muqueuse de l'intestin faire hernie à l'anus.

Je ne puis admettre l'opinion de Scanzoni qui, après avoir reconnu que le relâchement général des tissus est une cause prédisposante à la chute de l'utérus, regarde la formation des hernies inguinales qui se rencontrent assez souvent chez les femmes atteintes de prolapsus volumineux, comme occasionnées par la tension que l'utérus exerce sur les ligaments ronds, laquelle a pour effet de dilater le canal inguinal. Rien n'est moins démontré d'abord que cette action de l'entraînement des ligaments ronds par l'utérus prolapsé, et de plus l'observation que cite le savant professeur de Wurtzbourg est parfaitement en rapport avec la cause générale qui produit ces déplacements. Ce fait a rapport à une femme âgée de soixante-cinq ans qui, avec une chute complète de l'utérus et du vagin, présentait encore dans la ligne blanche une éventration plus grosse que le poing, et était en outre affectée d'une hernie inguinale du côté droit, d'une hernie crurale du côte gauche et d'un prolapsus du rectum environ de la grosseur du poing. Ce cas ressemble aux faits semblables observés à la Salpêtrière par M. Cazalis et par M. Cusco qui ont toujours rencontré chez les individus âgés, gros, gras, polysarciques, cette disposition au relâchement de certains tissus et, partant, une disposition aux hernies.

La tumeur peut rester stationnaire, et dans beaucoup

de cas la matrice reste toujours en partie dans l'excavation pelvienne, et l'augmentation de la tumeur a lieu aux dépens du prolapsus du vagin et de la vessie. Cependant quand une cause accidentelle a produit le prolapsus utérin, quand elle existe sur un sujet encore jeune, il peut guérir spontanément ; mais comme ce déplacement est plus fréquent dans la vieillesse, son incurabilité est très commune.

Dieffenbach a observé un mode de guérison naturelle tout particulier qui l'a conduit à une méthode opératoire contre le prolapsus : dans sept cas il a vu une gangrène des plaques ulcérées qui sont si fréquentes sur la muqueuse vaginale déterminer des cicatrices froncées et résistantes qui, en diminuant l'excès de laxité de ce conduit vaginal, ont permis à la tumeur de ne plus sortir au dehors. D'autres fois, la guérison naturelle arrive à la suite de la formation de brides cicatricielles qui ont déterminé une coarctation du vagin sous l'influence d'une inflammation aiguë de sa membrane muqueuse, phénomène qui avait aussi fait naître l'idée de provoquer une inflammation artificielle des parois du vagin au moyen de pessaires irritants qui, déterminant des ulcérations du côté de cette membrane et des cicatrices résistantes et rétractiles, pouvaient diminuer le calibre de ce canal, et partant, retenir l'utérus réduit dans la cavité pelvienne.

Enfin un autre mode de guérison naturelle a été observé par Scanzoni, et on peut dire que c'est un mode des plus efficaces : c'est lorsque, sous l'influence d'une péritonite localisée dans le petit bassin, il s'est formé entre l'utérus et différents points de la cavité pelvienne ou abdominale des adhérences assez résistantes et assez solides pour le maintenir dans sa nouvelle situation intra-pelvienne.

Cette augmentation continuelle de la tumeur, la gêne

qu'éprouvent les malades, les désordres qui surviennent du côté des organes urinaires, peuvent amener des troubles dans la santé générale et surtout une influence fâcheuse, par suite de l'espèce d'incurabilité dans laquelle se trouvent les malades.

DIAGNOSTIC.

Nous avons exposé assez longuement dans la symptomatologie les caractères des formes ou des degrés de la chute de l'utérus. Nous ne ferons que les rappeler ici d'une manière très succincte pour établir leur diagnostic différentiel. Mais il est d'autres lésions avec lesquelles le prolapsus utérin peut être confondu, quoique la tumeur par elle-même offre des caractères distinctifs si bien accusés qu'il est difficile de ne pas les reconnaître tout de suite et de les confondre avec ceux d'une autre lésion.

Dans ce diagnostic, nous aurons à séparer les formes simples de la chute de l'utérus de celles qui peuvent se présenter avec des complications.

La grossesse est une complication dont il y a des exemples assez nombreux. Dans le plus grand nombre des cas, la chute était incomplète, la plus grande partie du corps étant encore dans la cavité pelvienne ; dans d'autres cas, l'utérus était complétement sorti. Dans les deux formes, cette situation anormale de l'utérus est un obstacle à la marche régulière des phénomènes de la gestation, et les fausses couches arrivent très souvent; d'autres fois, le fœtus mort peut rester un certain temps dans cette poche hors de la cavité abdominale ; enfin, dans les cas les plus heureux, la grossesse est arrivée régulièrement à son terme, et sa terminaison s'est faite facilement, Le développement rapide de la tumeur chez une femme encore jeune, les signes positifs de la présence d'un fœtus en voie de développement dans un utérus, que l'on peut palper, examiner facilement, les signes rationnels de la grossesse chez la femme, permettront de ne pas méconnaître cette complication.

Une complication très facile à confondre avec la chute de l'utérus, parce que son évolution se fait sensiblement de la même manière, est le renversement de la matrice lorsqu'elle vient à sortir de la vulve. Nous avons indiqué déjà une forme particulière du renversement du col utérin dans le prolapsus, mais dans ce cas, c'est le corps qui se renverse sur lui-même, s'invagine dans le col et descend plus ou moins bas dans le vagin. Lorsqu'il est arrivé hors de la vulve, on pourrait le confondre avec la chute de l'utérus.

Presque toujours l'inversion de l'utérus arrive à la suite de l'accouchement, d'une manière assez rapide, soit par suite de l'extraction du placenta, soit à la suite d'efforts violents dans l'expulsion du fœtus; l'état des parois utérines qui peuvent être plus faibles, dont le tissu peut être altéré, explique ce renversement.

Cette altération du tissu utérin, qui tend à amincir les parois de l'utérus et à les rendre plus dépressibles, s'observe encore lorsque des tumeurs siégent depuis longtemps dans sa cavité, des polypes, des tumeurs fibreuses. Elle rend compte de leur action, du phénomène du renversement du fond de la cavité utérine, dans les cas où ces tumeurs, chassées vers l'extérieur, entraînent la paroi de l'utérus à laquelle elles sont adhérentes.

La présence d'une partie ou de tout le corps de l'utérus ainsi renversé à la vulve, et même sa sortie, peuvent être confondues avec une vraie chute de matrice. Dans la première de ces affections, la surface de la tumeur offre une régularité très grande, absence des plis, des rides du vagin, excepté à sa base, quand le renversement est complet; dans le cas contraire, les culs-de-sac du vagin sont conservés, mais le signe pathognomonique qui distingue le prolapsus utérin, est la présence du museau de tanche et, partant, de l'ouverture de la cavité utérine.

Des lésions multiples de l'utérus peuvent venir compliquer la chute de cet organe : les inflammations de l'utérus et du vagin, les hémorrhagies, par suite de la compression de la tumeur, des affections de nature diverse qui envahissent son tissu et qui ne présentent de différences que parce qu'elles agissent sur l'utérus déplacé au dehors.

Dans la chute incomplète, le diagnostic devra porter sur l'étendue des parties sorties hors de la vulve, afin de préciser si le col seul ou une partie du corps sont sortis. L'examen par les différentes méthodes que nous avons données, fournira tous les signes qui ont servi à faire notre description, nous ne pouvons y revenir.

Dans la chute complète de l'utérus, le pédicule de la tumeur au niveau de la vulve peut être comprimé entre les doigts, il ne donne la sensation d'aucun corps d'un certain volume dans son intérieur. Dans la tumeur prolapsée au contraire, on peut reconnaître l'utérus à sa forme, à ses dimensions et à sa continuité avec le museau de tanche reconnaissable à l'extérieur. Le cathétérisme vésical combiné avec le toucher rectal fait reconnaître l'absence complète de l'utérus entre les deux parois de ces réservoirs. Par ce même toucher rectal on peut reconnaître les annexes de l'utérus qui sont un peu tiraillées.

Dans l'hypertrophie qui porte sur une région de l'organe, et principalement sur le col, il faut chercher sur quel segment porte la lésion.

Dans la forme la plus commune, l'hypertrophie de la région sus-vaginale, la tumeur extérieure présente les caractères que nous avons donnés pour le prolapsus incomplet; elle en diffère par les signes suivants : la tumeur est moins facilement réductible, l'examen par le toucher rectal, vaginal, permet de reconnaître le corps utérin dans la cavité abdominale à une certaine profondeur; et en examinant la tumeur on reconnaît qu'elle présente à son centre un corps dur, allongé, qui dans le mouvement qu'on lui imprime communique avec l'utérus et qui ne peut être que le col; enfin le cathétérisme utérin fournira l'élément important, la longueur considérablement augmentée de la cavité utérine.

L'hypertrophie de la portion sous-vaginale du col de l'utérus peut être assez considérable pour venir sortir à l'extérieur, entraînant l'utérus, et constituer une forme de prolapsus. La forme du museau de tanche, son allongement considérable, la possibilité de circonscrire la tumeur tout autour à une certaine profondeur, le renversement à peine sensible du vagin, la difficulté de réduire la tumeur qui proémine toujours dans le conduit vaginal, tels sont les signes extérieurs caractéristiques. Ajoutons que le toucher permet de reconnaître la position du corps de l'utérus, sa continuité avec la tumeur.

Des tumeurs multiples du museau de tanche, du col de l'utérus, du corps utérin, de la cavité même, peuvent venir faire saillie à la vulve en faisant descendre un peu l'utérus; le prolapsus du vagin qui l'accompagne dans ce sens peut simuler tout à fait un prolapsus utérin au début quand ces tumeurs offrent la coloration du tissu de l'utérus, quand surtout elles affectent une forme à peu près semblable à celle du museau de tanche. Ce sont surtout des polypes ou des corps fibreux pédiculés qui peuvent ici induire le chirurgien en erreur. La consistance de ces tumeurs est en général plus grande que celle du museau de tanche, le vagin n'est jamais entraîné si l'utérus est resté à sa place; le toucher permet alors de constater l'anneau circulaire formé par l'ouverture du col dilaté autour de la tumeur, de sentir le pédicule de celle-ci remontant plus ou moins haut, et enfin le caractère négatif sur la surface extérieure de la tumeur prolapsée, l'absence d'aucune ouverture comparable à l'orifice utérin.

Notons encore les tumeurs formées aux dépens du vagin et du rectum, les différentes variétés de cystocèle et de rectocèle dont les caractères sont extrêmement faciles à reconnaître pour les distinguer des chutes de l'utérus; la recherche du col utérin, le cathétérisme vésical, le toucher rectal fourniront assez de signes pour empêcher de les confondre.

TRAITEMENT.

PRINCIPES GÉNÉRAUX.

Pour instituer rationnellement le traitement chirurgical de la chute de l'utérus, il faut être bien fixé sur la nature exacte des lésions anatomiques qui le constituent, qui le compliquent ou qui lui donnent naissance.

Pour qu'une chute de l'utérus se produise, ou, en d'autres termes, pour que l'extrémité inférieure de l'utérus (museau de tanche) dépasse l'orifice vulvaire et fasse au dehors une saillie plus ou moins prononcée, il faut nécessairement : 1° ou que la matrice en totalité descende; 2° ou qu'elle s'allonge d'une manière plus ou moins marquée.

Ces deux états pathologiques peuvent se combiner: c'est ce qui arrive surtout au bout d'un certain temps, quand le mal est arrivé à un degré avancé. Aussi lorsque la matrice est descendue depuis quelque temps, elle s'hypertrophie, et lorsque le col augmente de volume et de poids, il entraîne tout l'organe en bas.

Supposons chacune de ces deux lésions à l'état de simplicité, et nous aurons deux variétés : prolapsus par abaissement ; prolapsus par hypertrophie.

Chute de l'utérus par abaissement simple. — L'utérus obéit toujours à une cause de déplacement qui lui est étrangère.

Cette cause siége dans la cavité abdominale : tumeurs, — hydropisie, — pression violente par effort répété,— Mode d'action : propulsion de haut en bas.

Ou bien elle siége dans les parties sous-jacentes à l'utérus : hypertrophie du vagin, — tumeurs du vagin, — prolapsus primitif du vagin, etc. — Mode d'action : attraction de haut en bas.

La propulsion de haut en bas s'exerçant dans l'état physiologique, l'utérus est disposé de manière à résister à un certain degré de violence exercée de la part des organes intérieurs ; il possède donc des ligaments suspenseurs qui l'empêchent de descendre, et une ceinture de parties molles, le périnée, qui agit de la même manière. Mais si l'un ou l'autre de ces moyens de fixité manque, la pression continue de la part de l'abdomen, finit par chasser l'organe au dehors. Ainsi, relâchement des ligaments suspenseurs, relâchement du support périnéal.

Voici deux causes de prolapsus ; une seule suffit, car lorsque l'un des moyens protecteurs manque, l'autre devient le plus souvent impuissant à maintenir l'organe en place.

Lorsque les ligaments suspenseurs sont relâchés, l'utérus pousse incessamment comme un coin sur le plancher périnéal, glisse sur lui, dilate le vagin, la vulve et sort.

Lorsque le vagin est très lâche, le périnée rompu, les ligaments suspenseurs résistent plus ou moins longtemps; mais tantôt progressivement, tantôt d'un seul coup, ils cèdent, et l'utérus sort, comme cela se voit à la suite des ruptures du périnée.

Le prolapsus par abaissement simple est tout à fait comparable à une hernie ordinaire : la matrice représente l'intestin, ses ligaments suspenseurs le mésentère, le plancher périnéal figure la paroi abdominale, le canal vulvo-vaginal c'est l'anneau.

Cette comparaison grossière, ainsi que les remarques faites plus haut, permettent de poser les indications.

La première est de réduire, et pour cela de détruire, si la chose est possible, les obstacles à la réduction, ce qui comprend la destruction des causes qui poussent l'utérus de haut en bas ou qui l'attirent dans le même sens. Exemple : ponction de l'ascite et des kystes,— soutenir la paroi abdominale contre les efforts trop violents (ceintures diverses), — ablation des tumeurs du vagin, etc., etc.

Maintenir la réduction, en soutenant la paroi : — ceintures, pelotes.

Agir sur les anneaux :

Par bouchons mécaniques : pessaires;

Par rétrécissement de l'anneau : médicaments; opérations ;

Par obturation de l'anneau ;

Ce retrécissement opératoire porte sur le vagin, sur la vulve. Il s'effectue, quant au mode opératoire :

Par excision, avec ou sans réunion immédiate, circulaire, longitudinale, par plis ;

Par cautérisation;

Par pincement ou gangrène ;

Par ligature, suture, etc.

L'obturation, à son tour, porte sur le vagin ou sur la vulve.

Toutes ces opérations ont pour but de reconstituer le support inférieur.

Quant à la réparation des ligaments suspenseurs distendus, rompus, déchirés, aucune méthode ne l'effectue réellement d'une manière efficace.

Il faudrait raccourcir ce qui est devenu trop long;

Réunir ce qui a été séparé ou déchiré;

Rapprocher les deux extrémités des faisceaux suspenseurs rompus.

Peut-être rendre la contractilité à des fibres musculaires paralysées.

C'est à quoi on ne parvient pas, et ce qui a été tenté dans cette direction est resté sans efficacité.

C'est surtout l'ancienneté de ces lésions des ligaments suspenseurs qui fait leur gravité; car après l'accouchement, lorsque les déchirures, les distensions sont encore récentes, le repos, la position, la réduction, tout à la fois observés longtemps et sévèrement, peuvent produire des guérisons.

Une cause fâcheuse contre laquelle on n'a guère d'action, c'est encore la pression abdominale, cause incessante de récidive.

Passons maintenant à l'examen de la chute de l'utérus avec hypertrophie de l'organe.

Chute de l'utérus avec hypertrophie de l'organe. — Ce n'est plus en dehors, c'est dans l'utérus lui-même qu'il faut chercher les causes de la saillie du col hors de la vulve, ou de l'abaissement apparent ou réel.

Ou l'accroissement de longueur vient du corps, du col, de la portion intermédiaire.

Les causes anatomiques sont des tumeurs, des polypes, des corps fibreux, des altérations diverses du museau de tanche, des hypertrophies pures et simples non circonscrites en tumeurs, et qui sont elles-mêmes constituées par un tissu très analogue au tissu utérin normal, — ou de nature inflammatoire, — induration, — engorgement chronique, etc.

Le traitement ne comprendrait, à proprement parler, qu'une indication.

Ramener l'organe à ses dimensions premières : 1° en enlevant les tumeurs surajoutées ; 2° en reséquant l'excédant de longueur ; 3° en favorisant, par les médicaments, la compression, etc., l'absorption des produits infiltrés qui augmentent le volume.

Quelquefois la thérapeutique et la réduction agissent très bien dans ce sens, quand l'augmentation de volume n'est que consécutif.

L'exérèse elle-même s'effectue :

Par l'excision tranchante,

Par la cautérisation destructive,

Par la ligature,

Par l'écrasement, etc., etc.

Mais toutes ces opérations présentant des dangers, on ne cherche pas toujours la cure radicale, et l'on se contente de la cure palliative, c'est-à-dire qu'on continue à traiter le prolapsus hypertrophique comme une hernie : par la réduction et la contention.

La réduction n'étant pas toujours possible, on cherche à diminuer le volume de l'organe hernié ; ceci fait, si le viscère n'a pas perdu droit de domicile, on le refoule, bon gré mal gré, dans la cavité pelvienne qui, habituée à loger des corps volumineux (utérus gravide, kystes, corps fibreux, vessie distendue), supporte assez bien l'utérus réduit. Celui-ci, d'ailleurs, quoique allongé, peut rester flexible, et il se plie en deux, ce qui diminue sa longueur.

Le traitement palliatif ne peut donc que diminuer les inconvénients sans les faire disparaître; son inefficacité est rachetée par son innocuité. Il est bien entendu que lorsque le prolapsus est causé par des tumeurs diverses, c'est la nature et la marche de ces tumeurs qui dominent les indications.

Lorsqu'on est forcé d'opérer, il faut choisir le moyen d'exérèse le moins périlleux.

COMPLICATIONS. — ANALYSE DES ÉLÉMENTS.

J'ai admis jusqu'à présent le prolapsus par abaissement et le prolapsus par hypertrophie, tous deux à l'état de simplicité.

Cette simplicité n'existe presque jamais lorsque la maladie a duré un temps assez long, et alors les deux variétés s'associent ; mais ce qu'il faut bien se rappeler, c'est que l'une des deux est toujours, par rapport à l'autre, une *complication*. Exemple : l'augmentation de volume du col complique l'abaissement qui a duré un certain temps.

Étant donnée une tumeur du col, elle finit par entraîner en bas tout l'organe ; l'abaissement est symptomatique, c'est une complication.

Lorsque la lésion est ainsi complexe, il faut s'attacher à reconnaître lequel de ses deux éléments est primitif, lequel consécutif; car, si cela est possible, il faut diriger la thérapeutique contre le premier d'abord, contre le second s'il y a lieu.

Si l'on attaque d'abord l'élément secondaire de la lésion, on n'obtiendra rien de décisif ni de durable.

Soit son augmentation de volume idiopathique, vous

réduisez, vous n'obtenez rien ; l'abaissement est secondaire, c'est un allongement ; il faut l'exérèse.

Soit son augmentation de volume consécutif, lorsqu'à la suite d'une rupture du périnée, la matrice, tombée depuis longtemps, s'est engorgée, vous négligez la fausse hypertrophie ; elle disparaît lorsque la réduction est obtenue et assurée par la périnéoraphie.

Cette complication ne s'observe pas seulement dans les changements de rapports et de volume de l'utérus, mais aussi dans les organes voisins.

Toutes les fois qu'un prolapsus a duré longtemps, qu'il est d'un volume notable, et que le museau de tanche est à l'extérieur, on constate : 1° l'allongement, la dilatation du vagin ; 2° la dilatation énorme de la vulve, l'effacement du périnée, etc.

Voilà des éléments secondaires, symptomatiques, consécutifs ; si on les attaque en premier lieu, on n'obtiendra qu'un succès passager, la récidive aura bientôt lieu après l'épisioraphie, la périnéoraphie, etc., etc.

Mais aussi ces lésions vaginales et vulvaires, au lieu d'être effets, sont quelquefois causes, et c'est dans ce cas qu'il faut les attaquer tout d'abord.

Le point délicat consiste donc à noter toutes les lésions simultanées, puis à établir leur subordination, et à commencer par les lésions primitives. A la vérité, les lésions consécutives sont devenues parfois permanentes, et il faut s'en occuper en particulier ; il est temps de le faire si l'on constate que les seules forces de la nature ont été impuissantes à produire le retour plus ou moins parfait à l'état normal.

Si dans la description des signes et des symptômes de la chute de l'utérus, le déplacement de l'organe a été pour nous le phénomène principal, nous ne devons pas suivre la même marche dans l'exposé du traitement. La cause qui a produit ce déplacement doit aussi nous fournir des indications thérapeutiques; le déplacement contre lequel est dirigé le traitement ne sera plus alors qu'une lésion secondaire. Les considérations générales qui précèdent, et dans lesquelles on reconnaîtra quelques-uns des principes émis par M. Verneuil dans ses cours de chirurgie, nous permettent de donner maintenant la description des principales méthodes de traitement employées contre la chute de l'utérus.

MÉTHODES DE TRAITEMENT.

La chute de l'utérus est constituée, comme nous venons de le voir, par une tumeur formée par la matrice qui a abandonné sa situation naturelle; nous avons trois indications principales à remplir:

1° Replacer l'utérus dans la cavité vaginale, en dedans de la vulve;

2° Maintenir l'utérus en place par des moyens contentifs et temporaires;

3° Maintenir la matrice réduite d'une manière permanente, cure radicale.

Moyens de réduction.

Cette première indication du traitement de la chute de l'utérus est facile lorsque la tumeur n'est pas ancienne, et surtout lorsqu'elle n'est pas trop volumineuse. Souvent l'influence de la position horizontale conservée pendant quelque temps par la malade suffit pour la faire rentrer. On peut observer alors une espèce de contraction des parois du vagin qui remontent dans le bassin et entraînent l'utérus. Scanzoni a observé ce fait, qu'il a rendu évident en projetant de l'eau froide sur un prolapsus qui avait environ le volume du poing : la tumeur rentra spontanément dans la cavité pelvienne.

Si l'orifice vulvaire n'est pas encore trop dilaté, il peut arriver que l'utérus prolapsé soit le siége de quelques phénomènes inflammatoires qui augmentent son volume, le rendent sensible, douloureux. L'augmentation de volume qui peut momentanément résulter de cet état peut empêcher la réduction spontanée de se faire, il faut alors pratiquer la réduction artificielle.

Pour cela, la malade étant couchée, le bassin un peu élevé, après avoir écarté les grandes lèvres, on refoule peu à peu la tumeur que l'on a saisie à pleines mains, en commençant par faire rentrer son pédicule, et, aussitôt qu'elle a franchi la vulve, on enfonce son sommet jusqu'au haut de la cavité vaginale. Dans quelques cas, cette réduction est difficile lorsque les parties sont fortement enflammées, turgescentes, que la tumeur a augmenté considérablement de volume en peu de temps.

Y a-t-il des contre-indications à cette réduction? Excepté dans les cas où des affections de mauvaise nature auraient envahi la tumeur, toutes les fois que son volume ou le relâchement des parois du vagin ne sont pas un empêchement matériel à sa réduction, il faut replacer l'utérus. C'est l'opinion la plus généralement adoptée ; et même lorsqu'il y a cette complication d'ulcérations sur la surface de la muqueuse vaginale, on les voit s'améliorer et guérir, une fois que la muqueuse n'est plus exposée au contact de l'air, de l'urine, aux frottements des vêtements, des draps ; et ce traitement qu'on peut appeler physiologique, en ce qu'il tend à rendre à cette membrane ses propriétés, est préférable à l'application des remèdes topiques, des cautérisations que Scanzoni conseille contre elles, en ne pratiquant la réduction que lorsque ces ulcérations sont guéries.

C'est surtout dans les cas où la grossesse vient amener une complication, qu'il faut se hâter de réduire, et ne pas attendre que le volume du fœtus empêche le passage de la tumeur à la vulve. Mauriceau à réduit dans un cas au cinquième mois. Si l'utérus gravide ne peut être réduit, il faut le soutenir par un bandage approprié pendant tout le temps de la gestation.

Les causes qui empêchent la réduction doivent être combattues, et souvent on obtient cette réduction après un traitement approprié. Les anciens chirurgiens-accoucheurs avaient bien formulé ce précepte. Comme l'inflammation chronique est la cause la plus fréquente de ces congestions passives qui ont augmenté le volume de la tumeur, ils conseillaient le repos pendant quelque temps, les moyens antiphlogistiques, et, quand les phénomènes inflammatoires étaient diminués, ils réduisaient la tumeur. Les cas dans lesquels la tumeur éprouve ainsi une certaine difficulté à rentrer sont les plus favorables pour l'application d'un traitement, car ils montrent que le périnée est encore résistant, et que la vulve n'est pas trop relâchée.

La réduction étant faite, il faut chercher, dans les moyens généraux et locaux, à maintenir cette réduction : ces moyens doivent surtout être dirigés contre l'affaiblissement des tissus, et aussi contre cette cause de congestion chronique qui agit sans cesse sur l'utérus et sur les attaches de ses ligaments. Le traitement médical peut agir très énergiquement dans ces conditions, et ramener les parties molles qui ont été relâchées à un état de tonicité suffisant pour empêcher le prolapsus de se reproduire.

Moyens contentifs temporaires.

La chute de l'utérus, une fois réduite, a une grande tendance à se reproduire ; il faut s'y opposer, dans certains cas, par des moyens purement mécaniques.

Les pessaires ont été employés depuis la plus haute antiquité, mais seulement comme des corps chargés de principes médicamenteux. A. Paré nous a fait connaître les premiers pessaires solides.

Il n'est pas d'instruments qui aient été autant modifiés dans leur forme, dans la composition de la matière dont ils sont faits : chaque auteur a attribué à celui qu'il avait inventé des avantages qui ont été renversés par ceux qui sont venus après. Nous n'avons pas l'intention de décrire tous ces instruments, nous donnerons seulement les indications de leur emploi, leur mode d'action, dans la chute de l'utérus.

Les pessaires agissent de deux manières : ou bien ils s'appuient sur le vagin en le distendant ; ou bien ils supportent le col de la matrice ou l'ensemble de la tumeur, en prenant leur point d'appui au dehors, sur une ceinture abdominale. On a désigné plus spécialement ces derniers sous le nom d'*hystérophores*. Or, pour les premiers, nous trouvons tout de suite des contre-indications à leur emploi, soit générales soit spéciales : la chute de l'utérus. Dans quelques cas, le vagin ne peut supporter aucun corps étranger, et la pression déterminée par ces instruments serait pire que le mal lui-même. De plus, il faut bien connaître les conditions de l'affection que l'on a à traiter. Nous avons montré les nombreuses causes de reproduction de la tumeur auxquelles il fallait obvier, et qui doivent faire modifier le traitement. Ainsi, par l'emploi des pessaires, l'élargissement considérable du vagin, la déchirure du périnée, ôtent tout moyen de support à ces instruments, et il faudra employer les hystérophores à point d'appui éloigné.

Il est hors de doute que les pessaires aggravent une des conditions qui aurait besoin le plus d'être soulagée, c'est-à-dire la dilatation du vagin. Il est également connu qu'ils occasionnent souvent des affections fâcheuses du rectum et de la vessie. Une fois employés, et quel que soit le degré d'irritation que leur présence ait causé, ils ne peuvent jamais être mis de côté avec un certain bien-être.

Les moyens mécaniques ne peuvent rien contre les prolapsus considérables : l'état pathologique des parties explique bien cet insuccès. L'utérus, à la suite d'une longue procidence, est gonflé, hypertrophié, lourd; les ligaments sont allongés et affaiblis. Tout le vagin est relâché, dilaté, atonique, et la vulve dilatée à ce point que le périnée paraît déchiré en travers, comme s'il était tout à fait lacéré. Le pessaire dilatera encore plus le vagin et la vulve, et entretiendra l'irritabilité de la matrice elle-même.

Or, spécialement dans la chute de la matrice l'irritation du vagin, du col, sera augmentée par la présence de ces corps étrangers, et cette cause qui avait déjà produit le prolapsus se reproduira d'une manière continue. L'usage des pessaires volumineux que l'on est obligé d'employer dans ces cas peut quelquefois amener des accidents du côté de la vessie, du rectum. Enfin nous verrons qu'il est des cas où la cause de la chute de l'utérus étant produite par une augmentation de volume de l'organe, l'action du pessaire est tout à fait contre-indiquée dans certains cas, le déplacement ayant lieu par un tout autre mécanisme que l'abaissement en masse de l'organe.

Si nous avons montré tous les inconvénients des pessaires spécialement dans la chute de l'utérus, c'est que dans cette affection leur emploi est extrêmement incertain dans la plupart des cas. Aussi, comme nous le verrons, est-ce l'insuffisance de la plupart des moyens contenttifs dans cette affection, qui a forcé les chirurgiens à créer une méthode dans laquelle les parties mêmes de cette région serviraient de moyens de soutien.

Cependant il est certaines conditions où les pessaires peuvent être employés ou du moins peuvent être maintenus dans le vagin, et, partant, peuvent agir sur l'utérus et le soutenir. Il faut pour cela que la partie antérieure du canal soit encore assez étroite et assez résistante pour ne pas céder au poids de l'utérus et des viscères, assez tonique et assez rétractile pour se refermer derrière le pessaire et le maintenir en place.

Cette action est très évidente lorsqu'on expérimente même sur le cadavre et qu'on place des pessaires dans le vagin, la distension n'a lieu que dans le point où est faite l'application de l'instrument, derrière lui le vagin se referme et soutient le pessaire. Cette action qui est sous l'influence de la contractilité du tissu fibro-dartoïque du vagin si développé dans cet organe, c'est elle qui nous explique comment le vagin supporte l'utérus, si on peut employer cette expression, malgré les opinions contraires des auteurs et les expériences de Hohl sur le maintien de l'utérus exclusivement par ses ligaments. Cette disposition du vagin qui est continuellement fermé forme une colonne dont la résistance est dans la contractilité de son tissu, et toutes les fois que cette propriété sera conservée, l'utérus restera dans sa position, si elle est affaiblie, si elle est détruite, l'utérus descendra jusqu'à la vulve, si d'autres causes ont fait perdre à ses ligaments leur résistance.

M. Cusco a observé sur des cadavres une disposition remarquable de l'extrémité supérieure du vagin qui prédisposait l'utérus au prolapsus, c'était une disposition en ampoule exagérée au milieu de laquelle le col n'avait aucun appui, et le chirurgien de la Salpêtrière avait regardé ces faits comme une disposition très favorable à la formation du prolapsus utérin.

Les pessaires anciens présentent comme on le sait une forme généralement arrondie. Une fois introduits dans le vagin, ils le dilatent transversalement, mais en appuyant également dans tous les points de leur circonférence ; il en résulte une compression fâcheuse sur des organes importants, principalement la vessie en avant, le rectum en arrière, compression d'autant plus forte que souvent la vessie est abaissée en partie au-dessous de la symphyse pubienne contre laquelle le pessaire vient appuyer, il en résulte des douleurs intolérables, une gène dans les fonctions de la vessie, du rectum.

Pour remédier à ces inconvénients, les Allemands ont cherché à construire des pessaires dont le plus grand diamètre était transversal et qui agissaient en outre avec une certaine force d'élasticité destinée à contre-balancer le relâchement que leur contact prolongé pouvait apporter du côté du vagin.

Voici quelques-uns de ces hystérophores dont j'emprunte les figures à l'ouvrage de Scanzoni.

Leur disposition montre comment on les introduit fermés, comment ils se disposent une fois qu'ils sont ouverts : leur surface de soutien pour l'utérus est large, leur forme elliptique distend le vagin transversalement dans une étendue qui varie avec l'écartement des branches, comme on peut le voir dans la figure de Schilling, où le chirurgien modifie lui-même à l'aide d'un pas de vis le degré d'ouverture des plaques de support.

Certes, ces instruments réunissent tout ce qu'il faut pour maintenir l'utérus ; mais s'ils agissent contre la forme la plus grave de déplacement de l'utérus, qui est très souvent accompagné de délabrements du côté du vagin, du périnée,

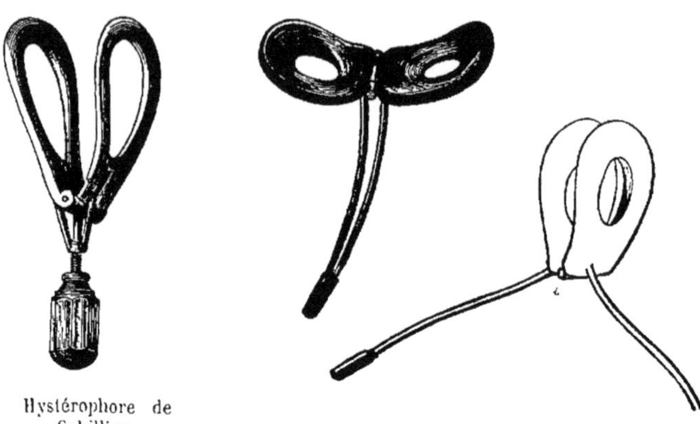

Hystérophore de Schilling.

Hystérophore de Zwanck.

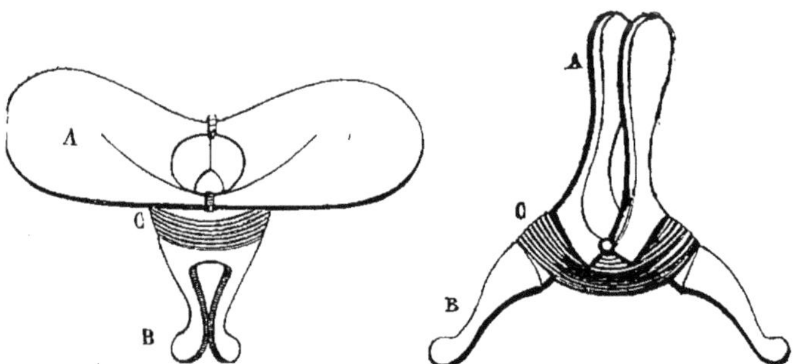

comme cela se rencontre si souvent à la suite des accouchements; il en résulte qu'ils ne réussissent pas quand la même cause d'insuccès existe, à savoir : le relâchement des parties périnéales. Aussi voit-on, dans ces cas rebelles, les chirurgiens, après avoir employé tous les moyens mécaniques, en revenir à celui qui est le plus simple, et que Scanzoni conseille au début des abaissements de la matrice, l'éponge dans le vagin. Dans ces cas rebelles, il conseille une forte éponge maintenue par un bandage en T, fortement serré. C'est dans ces cas qu'on peut employer, pour remplir le vagin, le pessaire à air de Gariel, qui est plus doux pour les malades, et qui rem-

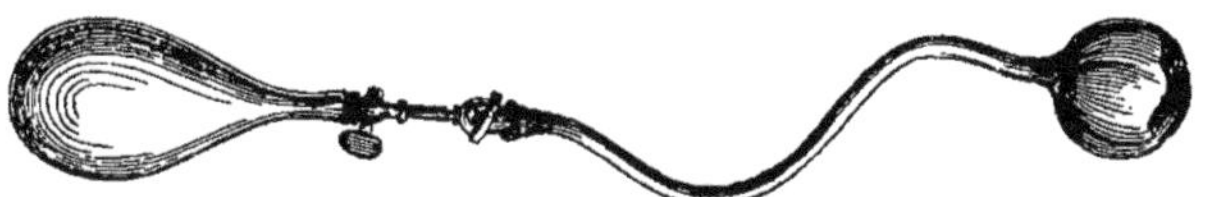

plit également la cavité vaginale sur laquelle il se moule. Mais il faut qu'il soit soutenu en arrière, soit sur une tige fixe, soit par un bandage approprié.

Mais si les pessaires ne peuvent très souvent être maintenus dans le vagin, à cause de sa laxité, d'autre part, à cause des inconvénients qu'ils peuvent occasionner, l'emploi de soutiens mécaniques qui prennent leur point d'appui à l'extérieur doit être préféré. Ces instruments conviennent dans les cas de chutes de l'utérus anciennes, lorsque le vagin n'offre plus aucune contractilité, lorsque le périnée est affaibli, quelquefois rompu, déchiré par des accouchements antérieurs.

L'appareil suivant dont j'emprunte la figure à l'ouvrage

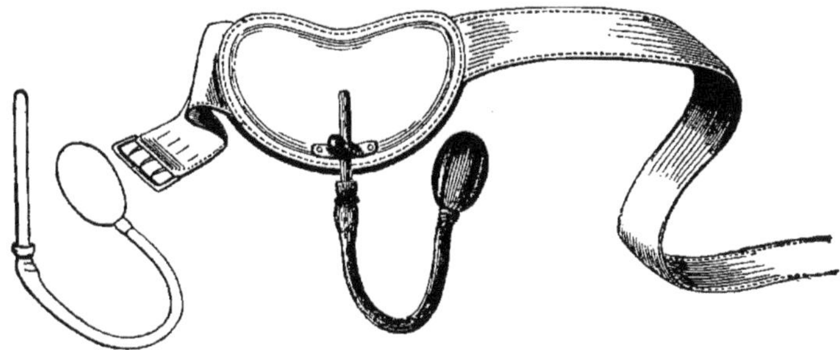

Hystérophore de Roser, modifié par Scanzoni.

de Scanzoni, montre son moyen d'action et la manière

dont il prend son point d'appui. La direction de la pelote et de la tige qui la supporte, direction que l'on peut modifier à volonté, permet d'agir directement de bas en haut et d'avant en arrière sur le col de l'utérus, de le refouler et de le maintenir d'une manière fixe et régulière dans l'axe même de son déplacement. De plus, cet instrument agit en comprimant et en refoulant en haut et en arrière la paroi vaginale antérieure ; cette action est très importante parce qu'elle remédie aux déviations du canal de l'urèthre et au cystocèle. Mais cette action favorable devient tout à fait nulle si la cloison vaginale postérieure est trop relâchée; le renversement du vagin se produit en arrière et attire le col de l'utérus obliquement sous la pelote, dont la compression devient alors très douloureuse. Un autre inconvénient de cet instrument est son volume, la difficulté de son application pour la malade, qui est obligée de le quitter souvent, la gêne qu'il occasionne dans les mouvements qui ont pour but de se baisser.

Nous avons montré les inconvénients des instruments contentifs que l'on applique temporairement dans le vagin pour maintenir l'utérus réduit ; nous avons fait rentrer les complications qui, dans la chute de l'utérus, rendent l'emploi de ces moyens très souvent infructueux, et rendent cette maladie trop souvent fatalement incurable.

Moyens contentifs permanents.

Cette incurabilité de la chute de l'utérus par les moyens précédents a forcé les chirurgiens à tenter divers procédés pour amener la cure radicale de cette affection, si l'on veut entendre par ces mots la contention permanente de l'utérus dans le vagin et dans la cavité pelvienne. Pour arriver à ce résultat, ils ont cherché à combattre les causes permanentes qui empêchaient l'utérus de rester dans sa situation, en diminuant l'ouverture de la vulve élargie, en rétrécissant le calibre du conduit vaginal par l'ablation de lambeaux de la muqueuse, en restaurant le périnée affaibli, en enlevant les parties hypertrophiées, causes de la chute de l'organe. Ce sont ces différentes méthodes que nous allons passer en revue en étudiant successivement les opérations pratiquées :

1° Sur la vulve et le périnée;
2° Sur le vagin ;
3° Sur le vagin et le col de l'utérus.

OPÉRATIONS PRATIQUÉES SUR LA VULVE.

Union des grandes lèvres. — Infibulation.

Schieffer, en 1856, a pratiqué l'opération suivante : il perça avec un trocart les deux grandes lèvres dans leur tiers inférieur, puis il passa un fil de plomb qu'il réunit en avant par un nœud. Il a eu un succès complet dans un cas.

Klein a employé la même opération. Il a placé deux fils l'un au-dessus de l'autre : il a échoué. Le col utérin était sorti de nouveau par la partie inférieure, près de la commissure, et était blessé par le fil de plomb. (*Deutsche Klinik*, 1856.)

M. Aran a pratiqué quatre fois cette opération en plaçant le fil à la base des grandes lèvres. Dans un cas, il lui est arrivé le même accident qu'à Klein ; le fil de plomb a pressé sur le col utérin qui s'était échappé au dehors : il y avait étranglement. Dans un cas il y a eu récidive; les autres sont trop récemment opérés. (*Leçons cliniques*, 1860.)

Réunion des grandes lèvres. — Avivement et suture. — Episioraphie.

Fricke (de Hambourg) a inventé ce procédé en 1833. Il consiste à pratiquer l'avivement du bord antérieur des grandes lèvres dans leurs trois quarts inférieurs, dans un travers de doigt d'étendue et à pratiquer la suture simple. (Voy. les fig. 1 et 2 de la planche VII).

Dans les opérations pratiquées par Fricke, il est arrivé un accident qui s'observe fréquemment, c'est la désunion des lambeaux à leur partie inférieure près de la fourchette; il en résulte un pont cicatriciel qui réunit les grandes lèvres. Cette ouverture laisse passer les menstrues et peut se dilater assez dans l'accouchement pour laisser passer l'enfant, comme dans le fait rapporté par Platt. La réunion des deux grandes lèvres ne fut pas détruite (*Gaz. méd.*, 1834). Le voisinage de la cicatrice du périnée soutient cette région, et cette réunion s'oppose avec avantage à la sortie de la tumeur utérine.

M. Erichsen a vu une hémorrhagie abondante survenir quelques heures après l'opération. Un autre fait semblable s'est produit un jour après l'opération faite par le docteur Barnes. D'autres fois il se fait une suppuration abondante qui ne peut s'écouler et qui finit par détruire la cicatrice récente. Aussi l'accident arrivé à Fricke, à savoir la non-réunion de la partie inférieure, devrait être suivi pour obvier aux inflammations vives du vagin qui arrivent dans ces opérations par le contact du pus.

Loscher, Knorre, ont publié chacun un fait d'épisioraphie avec succès (*Gaz. méd.*, 1838). M. Velpeau n'a pas réussi. Scanzoni a pratiqué quatre fois sans succès cette opération dans des cas de chutes trop anciennes.

Dans ces opérations il survint les phénomènes suivants : La réunion étant obtenue, le prolapsus utérin venant à agir toujours, les grandes lèvres furent distendues sans se rompre jusqu'au point où elles laissèrent passer la tumeur. Roux a pratiqué une fois cette opération sans succès, il avait appliqué la suture enchevillée, il signale l'innocuité de cette opération quoique inutile (t. I, p. 450, *Quarante années*, etc.). M. Stoltz (de Strasbourg) a pratiqué un certain nombre de fois cette opération sans succès, soit par la méthode ancienne, épisioraphie simple, soit en y réunissant la périnéoraphie (Berdot, thèse de Strasbourg, 1858). Kuchler a proposé, pour donner plus de solidité à la réunion de la plaie, de pratiquer d'abord une suture profonde, puis de réunir les parties superficielles sur une autre suture. La première est une suture enchevillée : on obtient ainsi un périnée plus résistant.

Épisioraphie et Périnéoraphie.

Une modification importante à cette opération, c'est l'extension des incisions sur le périnée afin de donner une résistance plus grande aux parties sur lesquelles agit le prolapsus, et à corriger un affaiblissement de cette région produit par les accouchements antérieurs. Aussi, souvent l'épisioraphie a été unie à la perinéoraphie dans des cas de déchirure du périnée, compliquée de chute de l'utérus.

Cette méthode mixte a été employée en Angleterre et en Allemagne ; M. Stoltz l'a pratiquée à Strasbourg. C'est Baker-Brown, qui a surtout vulgarisé cette opération, l'a pratiquée soixante-quinze fois, vingt-cinq fois pour des déchirures du périnée, cinquante fois pour le prolapsus sans déchirure du périnée. Aucun cas n'a été suivi de mort.

Dans tous, le résultat peut être appelé sincèrement une guérison, sauf quelques cas exceptionnels où le soulagement fut partiel. La réunion n'a jamais manqué; quant à la permanence, elle a existé, mais par hasard quelques prolapsus internes sortaient par de grands efforts. Ces faits prouvent que l'opération de M. Brown ne met pas la vie en péril et n'entraîne aucun risque. Quant à la permanence et au degré de bénéfice, on a constaté dans plusieurs cas les résultats longtemps après l'opération.

Procédé opératoire de M. Baker-Brown. — La malade étant couchée comme pour l'opération de la taille, on enlève une portion du tégument en forme de fer à cheval, de plus d'un pouce en longueur et en largeur, descendant en arrière exactement jusqu'aux limites de l'anus. Réunion avec la suture enchevillée avec des fils d'argent et à un pouce des bords de la plaie, on réunit ces fils par la suture entrecoupée. On divise dans quelques cas le sphincter anal (*British. med.*, janv., 1859). (Voy. les figures 1 et 2 de la planche VIII.)

Gedding, Savage, comme Baker-Brown, ont modifié le procédé de Fricke en disséquant en dedans vers la membrane muqueuse et en enlevant un lambeau triangulaire de celle-ci d'un pouce et demi de large sur deux pouces de long, sur les parties latérales du vagin.

Savage a jugé la valeur de ces méthodes en étudiant 22 cas de prolapsus utérin, dont 7 cas avaient été opérés par Hall, Gedding, Baker-Brown, et les 15 autres par lui avec une modification au procédé. Cette modification consiste à enlever une épaisseur considérable de la muqueuse en arrière, jusqu'à l'aponévrose périnéale, réunion par la suture enchevillée. Pour ce chirurgien, toutes les fois que l'opération restaure l'ouverture vaginale en formant un nouveau périnée suffisamment épais, il y a réussite, car la réunion devient de jour en jour plus solide par la rétraction des parties profondes, et par la possibilité au vagin de se contracter, phénomène qui arrête la chute de l'utérus. Un autre fait a frappé cet observateur, c'est que la cause de l'insuccès dans deux cas fut due à la petitesse de l'utérus qui s'engageait encore dans l'ouverture en partie oblitérée. (*The Lancet*, 1858.)

Dans sept cas d'opérations semblables pratiquées pour étendre le périnée, par Teale May et Gamger, dans deux cas on fut obligé de pratiquer une seconde fois l'opération à cause des résultats imparfaits de la première. Dans un cas, la plaie tout entière ne se réunit pas. Dans tous les cas, le résultat définitif, quant au soulagement obtenu, fut tout à fait favorable. Toutes ces femmes étaient mariées, elles avaient eu des enfants. (*Med. Times and Gaz.*, 1859.)

M. Malgaigne a proposé en 1837 l'excision de la demi-circonférence de l'orifice vaginal et sa réunion immédiate par la suture, soit en avant, soit en arrière : une seule opération entravée par l'inflammation de la muqueuse vaginale (*Med. opérat.*, p. 719). (Voy. fig. 4, planche VII.)

Simon a pratiqué deux opérations d'épisioraphie et une élytro-épisioraphie dans un cas avec formation d'un pont de demi-pouce : réapparition de la tumeur au bout d'un an.

Breslau a modifié la manière de faire les lambeaux, afin de faciliter la suture et d'avoir moins de tiraillement des parties.

1er *temps*. Couper dans une hauteur assez grande les grandes et les petites lèvres jusqu'à l'ouverture du vagin à angle droit et à une profondeur telle que l'on arrive jusqu'aux couches sous-muqueuses; on continue ensuite l'incision vers l'anus et le vagin à angle droit jusqu'à la commissure postérieure des grandes lèvres ou bien quand celles-ci manquent jusqu'à ce qui reste du périnée, et on peut prolonger en dehors. On dirige aussi cette incision vers l'anus de façon qu'elle converge avec celle faite de l'autre côté et qu'elle se réunisse en bas avec, c'est-à-dire vers la commissure postérieure, et alors on peut faire de nouveau une incision rectangulaire à partir de ce point.

2e *temps*. Deux lambeaux suffisants à travers l'incision précédente, on les rabaisse en dehors sans les couper à leur base adhérente. Cette méthode opératoire se distingue des autres employées jusqu'ici, en ce sens que l'on ne coupe pas les lambeaux obtenus par l'avivement, mais qu'on s'en sert à l'opposé de Baker-Brown qui les a coupés.

3e *temps*. Rapprocher les parties bombées des lèvres et les lambeaux relevés, fils que l'on attache en dehors à des bouchons et réunir ensemble les lèvres des incisions qui ont la forme d'un bec; on obtient ainsi deux surfaces saignantes qui s'affrontent et qui ont une largeur double de celle que l'on aurait obtenue si on avait coupé les lambeaux après l'avivement.

Hilton a proposé en 1854 la section du sphincter anal (*Guy's Hosp. reports*, 2e série, vol. VIII).

M. Oldham, chirurgien de Guy's Hospital, a pratiqué cinq fois la section du tendon du sphincter anal pour étendre le périnée. Dans un cas, la femme était âgée, il y a eu très peu de réunion; dans les quatre autres cas; la réunion se fit dans toute la longueur des parties avivées, et dans tous il en résulta un grand soulagement pour le prolapsus. Dans trois de ces cas il y avait eu déchirure du périnée. M. Oldham accorde beaucoup de valeur à cette opération et il se propose à l'avenir de l'employer fréquemment (*Med. Times and Gaz.*, 1857). Cette incision du tendon du sphincter est un adjuvant auquel on peut avoir recours dans les opérations plastiques après de grandes déchirures; c'est un moyen plus doux et moins dangereux que les grandes incisions que pratique M. Baker-Brown dans le corps du sphincter anal.

OPÉRATIONS SUR LE VAGIN.

Les chirurgiens ont cherché par divers procédés à diminuer, à rétrécir la capacité du vagin relâché.

Cautérisations.

M. Laugier a employé le nitrate acide de mercure qu'il étendait par bandes sur la surface du vagin depuis le fond jusqu'à son extrémité antérieure; on renouvelait plusieurs fois cette application.

Girardin avait proposé cette cautérisation jusqu'à produire l'oblitération complète du vagin; ce procédé n'a jamais été appliqué.

M. Velpeau a employé la cautérisation au fer rouge. Dans deux cas il a pratiqué cette méthode, il y a eu récidive; il regarde même cette opération comme dangereuse (*Médecine opératoire*, t. IV).

M. Selnow a employé l'acide sulfurique concentré; on pratique ces cautérisations tous les cinq ou huit jours, il dit avoir eu des succès.

Comme l'a fait remarquer M. le professeur Velpeau, cette méthode n'agit pas assez profondément et alors elle serait dangereuse. Les cicatrices ne donnent pas lieu à un rétrécissement assez grand pour avoir une grande diminution dans le calibre du canal.

Excision de la muqueuse.

Mayer a fait une opération pour l'hypertrophie de la paroi vaginale, qui vient compliquer le prolapsus utérin, contre lequel les pessaires ne peuvent être employés à cause des douleurs et ne peuvent être introduits ; a pratiqué plusieurs fois cette opération ; il recommande d'éviter la vessie; tire fortement l'utérus et tranche nettement la partie. Hémorrhagie abondante, fer rouge.

Romain Gerardin a proposé d'enlever toute la circonférence de la muqueuse vaginale, dans une étendue d'un pouce de diamètre et de réduire ensuite les parties dans le vagin. (Voy. fig. 3, planche VII.)

Excision et suture.

A. Bérard a donné à cette opération le nom d'*élytroraphie.*

Marshall-Hall pratique deux incisions longitudinales sur la tumeur, il enlève la muqueuse entre ses deux incisions, donnant une surface d'un pouce et demi environ, complétement dénudée, puis il applique plusieurs sutures de haut en bas. Heming a repété cette opération, il n'y a pas eu d'hémorrhagie : un mois après, le vagin était rétracté, et deux ans plus tard la guérison s'était maintenue. Ireland a modifié le procédé précédent, en pratiquant les incisions sur les côtés de la tumeur et en les terminant brusquement. La dissection est plus facile, il n'y a pas de danger pour la vessie. (*Gaz. Méd.* 1832.)

A. Bérard a pratiqué cinq fois l'opération précédente, chez une malade il fit l'opération deux fois à un mois d'intervalle. Dans un cas il n'y eut aucune réussite, les points de suture ne purent se réunir; chez les autres malades il y eut d'abord amélioration, mais l'affection se reproduisit bientôt.

M. Velpeau a modifié le procédé opératoire de Marshall-Hall : il place les fils avant de faire l'incision et en lie deux lambeaux, un en avant, et l'autre en arrière. Chez les deux malades qu'il a opérées ainsi, la tumeur a reparu à la vulve. (*Méd. opér.* t. IV.)

M. Jobert de Lamballe pratique d'abord par la cautérisation avec le nitrate d'argent, deux lignes transversales, puis il avive les bords au bout de quelques jours et réunit par la suture entortillée. Dans un second procédé il a pratiqué les cautérisations longitudinalement.

Scanzoni a pratiqué treize fois l'élytroraphie, les malades ont eu de l'amélioration, mais cet état est resté stationnaire. D'après ces faits on peut compter peu de réussite, les chirurgiens ont avoué que cette méthode était quelquefois dangereuse et beaucoup l'ont abandonnée.

Dieffenbach a rapporté, en 1836, sept cas de prolapsus utérin, avec mortification du vagin, guéris par la cicatrisation des plaies des eschares ; il les cite à l'appui de sa méthode, qui est une modification de celle de Marshall-Hall. Il enlève deux lambeaux de muqueuse vaginale qu'il réunit par la suture, et pratique cette opération plusieurs fois, si la tumeur se reproduit dans un sens différent. (Voy. les fig. 3 et 4 de la planche VIII.)

Suture simple.

Bellini a appelé ce procédé *colpodesmoraphie*. Procédé long de suture du vagin dans sa paroi postérieure au-devant du rectum : l'opérateur fait une série de points de suture continus en forme de la lettre U, puis tire sur les fils de manière à froncer cette portion de la muqueuse et à la gangrener.

Pincement, Gangrène.

La gangrène de la muqueuse vaginale produit quelquefois des cicatrices vicieuses qui rétrécissent ce conduit, de là le procédé de M. Desgranges (de Lyon).

Ce chirurgien applique des serres-fines assez fortes, terminées par des pointes, au moyen d'un instrument spécial que la figure suivante fera mieux comprendre.

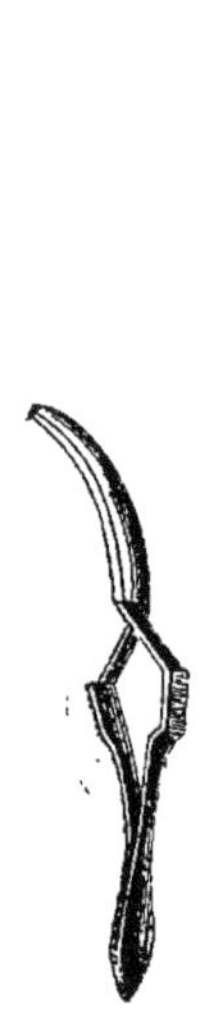

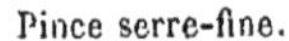

Pince serre-fine.

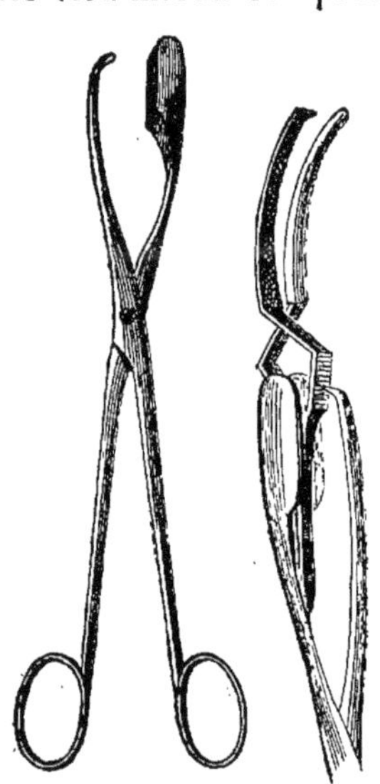

Tenettes à gouttières.

Au moyen d'un spéculum, il applique 6 à 9 de ses pinces sur les plis de la muqueuse et en place de nouvelles à mesure qu'elles tombent, c'est-à-dire tous les dix jours. Une dizaine d'applications suffit. Toutes les parties ainsi saisies se gangrènent et ce grand nombre de petites cicatrices rtérécit le vagin. Les opérations sont au nombre de huit, elles ont été suivies de succès, mais on ne mentionne pas le temps après lequel les malades ont été revues.

M. Nélaton a employé deux fois ce procédé chez une jeune fille et chez une femme qui a guéri après deux applications (Nélaton et Jamain, *Path. chirur.*, t. V).

Dans un deuxième procédé, M. Desgranges a uni la cautérisation au pincement au moyen d'une pince garnie de dents acérées et d'une gouttière chargée de pâte au chlorure de zinc; mais ce procédé offre des dangers, l'auteur indique lui-même qu'il y a une réaction inflammatoire vive. Il propose d'unir ce procédé au précédent.

Opérations sur le col de l'utérus et la muqueuse vaginale.

M. Huguier, dans son mémoire, a préconisé une nouvelle opération pour la cure radicale de la chute de l'utérus compliquée d'hypertrophie du col utérin. On trouvera dans ce mémoire une description complète de cette opération qui se divise en quatre temps : dans le premier, on incise les parois postérieures du vagin et de l'utérus jusqu'à la cavité de l'organe; dans le second, on divise la paroi antérieure du vagin, et l'on détache le fond de la vessie de la paroi antérieure du col utérin; dans le troisième, on tranche cette paroi antérieure; dans le quatrième, on réduit la tumeur.

Nous avons exposé avec soin ces nombreuses opérations pratiquées pour la cure de la chute de l'utérus. Nous avons montré quels avaient été leurs résultats, et d'après l'opinion même des auteurs, nous avons donné la valeur de ces traitements. Il resterait à juger la valeur de deux méthodes chirurgicales nouvelles, dont l'une a été pratiquée en France pour la première fois par M. Huguier, et n'a pas encore été expérimentée un grand nombre de fois : c'est l'amputation du col de l'utérus; l'autre préconisée et pratiquée un grand nombre de fois en Angleterre et en Allemagne, c'est l'épisioraphie. Ces deux méthodes s'adressent à des formes tout à fait différentes de la même maladie, et ne peuvent être comparées, mais on peut dire que l'épisioraphie qui n'offre aucun danger, n'a pas été assez expérimentée en France. Elle porte en elle les éléments d'une opération rationnelle, elle s'attaque aux causes principales de la chute de l'utérus, au relâchement du périnée, du vagin.

L'amputation du col de l'utérus est une opération qui offre une certaine gravité, même lorsqu'elle est pratiquée par un chirurgien habile; elle s'attaque à la fois à l'allongement hypertrophique de l'utérus et au renversement du vagin, car dans cette opération on enlève à la fois de la muqueuse vaginale et du tissu de l'utérus ; on peut donc se demander si l'opération n'agit pas là en formant un tissu cicatriciel résistant qui maintiendra l'utérus. De plus, elle ne peut être préconisée dans des cas où le périnée et le vagin seraient complétement relâchés, car elle ne changerait rien à la cause du prolapsus. L'expérience des faits n'a pas encore prononcé pour cette opération, et quand nous voyons les chirurgiens les plus savants ne pas donner leur opinion sur cette question dans la discussion qui a eu lieu à l'Académie de médecine sur ce sujet, nous devons imiter leur réserve.

Planche I.

Fig. 1

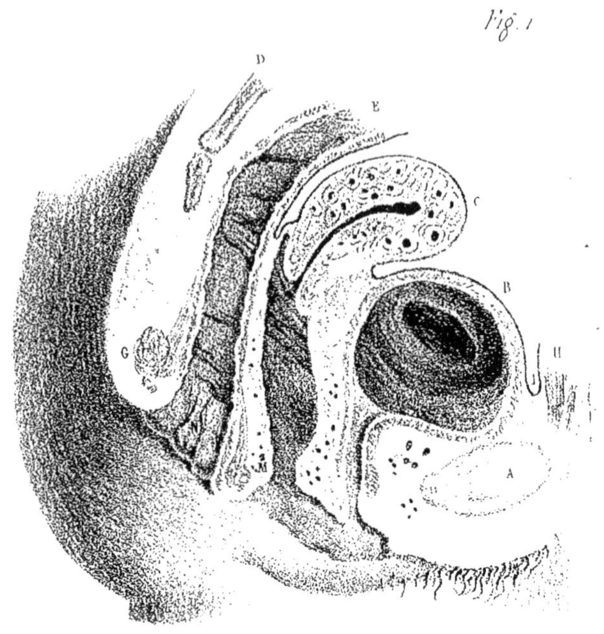

Fig. 2

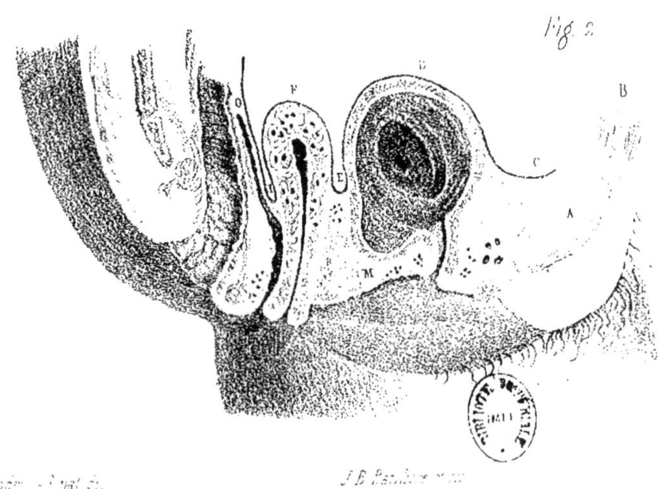

EXPLICATION DES PLANCHES.

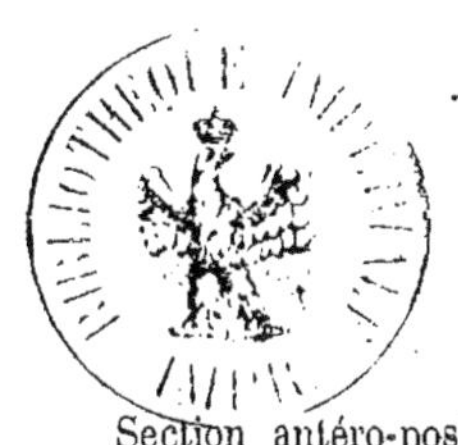

PLANCHE I.

FIGURE 1.

Section antéro-postérieure sur la ligne médiane du périnée (femme adulte). — Cette figure montre les rapports normaux des principaux organes pelviens dans leur situation naturelle sur le cadavre (p. 118).

A. Pubis.
B. Vessie.
C. Utérus.
D. Sacrum.
E. Rectum.
G. Sphincter et vessie.
H. Muscle droit.
I. Cul-de-sac péritonéal.
M. Vagin.
N. Anus.

FIGURE 2.

Coupe médiane antéro-postérieure prise sur le cadavre d'une femme chez laquelle on a pratiqué l'abaissement de l'utérus jusqu'à la vulve (pages 118 et 124).

A. Pubis.
B. Muscle droit.
C. Péritoine,
D. Vessie.
E. Cul-de-sac vésico-utérin.
F. Utérus.
I. Cul-de-sac recto-utérin.
M. Paroi antérieure du vagin.
O. Cul-de-sac postérieur du vagin.

PLANCHE II.

FIGURE 1.

Coupe antéro-postérieure et médiane du bassin d'une femme sur laquelle on a abaissé l'utérus jusqu'au-delà des grandes lèvres (page 124).

A. Pubis.
B. Muscle droit.
C. Péritoine.
D. Vessie.
E. Utérus.
F. Urèthre.
H. Paroi antérieure du vagin.
I. Cul-de-sac recto-utérin.
O. Cul-de-sac postérieur du vagin.
P. Rectum.
R. Coccyx.
S. Périnée.

FIGURE 2

Coupe médiane antéro-postérieure de la région du bassin chez une femme sur laquelle on a pratiqué l'abaissement de l'utérus au niveau du détroit inférieur : on a conservé les ligaments péritonéaux.

A. Pubis.
B. Muscle droit.
C. Péritoine, ligament rond.
D. Vessie.
E. Urèthre.
F. Sacrum.
H. Ligament utéro-sacré.
L. Diverticulum de la vessie.
M. Utérus.
N. Replis du péritoine.
P. Paroi antérieure du vagin.

Planche II.

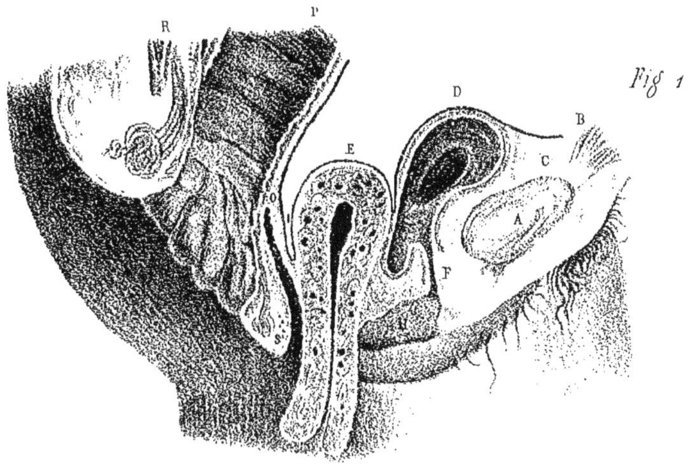

Fig 1.

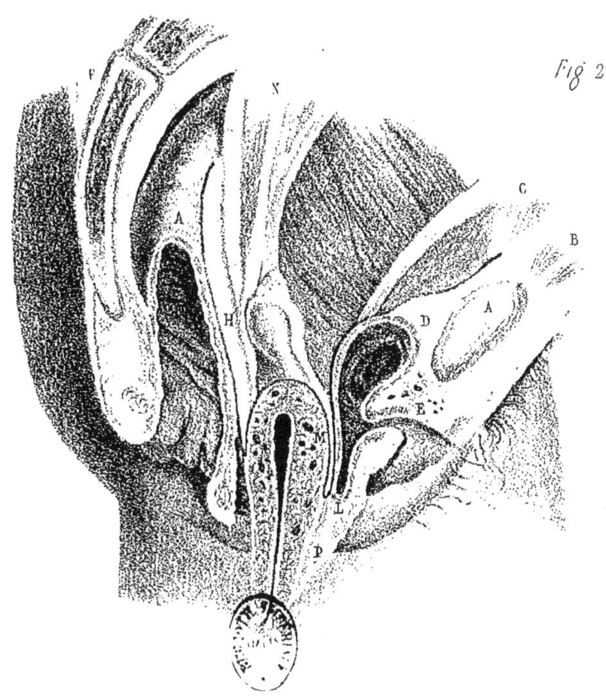

Fig 2

Le Gendre ad nat del

J B. Baillière et Fils

Imp Lemercier Paris

Planche III

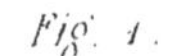

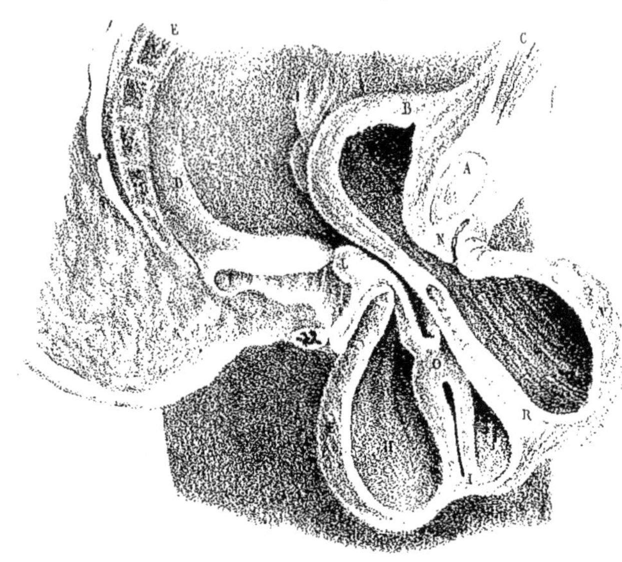

Fig. 2

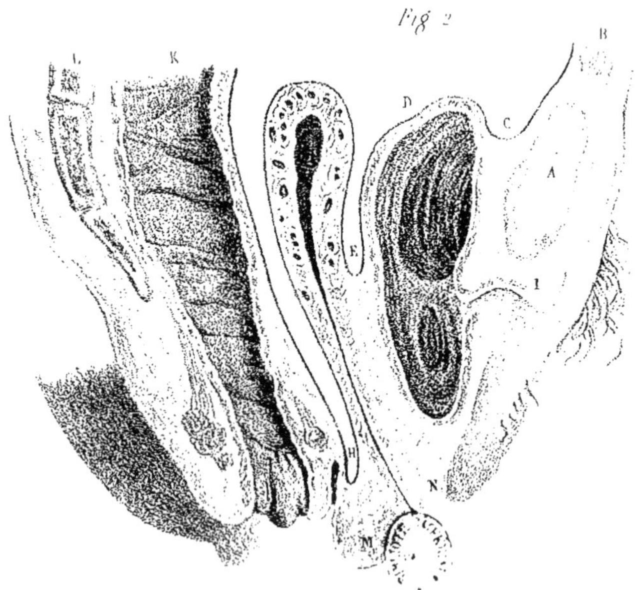

Le Gendre ad nat del

J.B. Baillière et Fils

Imp. Lemercier, P.

PLANCHE III.

FIGURE 1.

Chute complète de l'utérus (pages 45, 58 et 84).

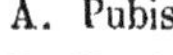

A. Pubis.
B. Vessie.
C. Muscle droit.
D. Rectum.
E. Paroi postérieure du vagin.
H. Cul-de-sac péritonéal postérieur.
I. Museau de tanche.
L. Ovaire.
N. Urèthre.
O. Corps de l'utérus.
R. Cloison vésico-vaginale.
V. Diverticulum de la vessie.

Cette figure est empruntée à Froriep.

FIGURE 2.

Chute incomplète de l'utérus avec hypertrophie sus-vaginale du col de l'utérus (page 44). *Observ.*, page 81.

A. Pubis.
B. Muscle droit.
C. Cul-de-sac péritonéal.
D. Vessie.
E. Cul-de-sac vésico-utérin.
H. Cul-de-sac recto-utérin.
I. Urèthre.
K. Rectum.
L. Sacrum.
M. Paroi postérieure du vagin.
N. Paroi antérieure du vagin.

PLANCHE IV

FIGURE 1.

Chute de l'utérus incomplète avec hypertrophie sus-vaginale du col (pages 44 et 78).

A. Pubis.
B. Muscle droit.
C. Péritoine.
D. Vessie.
E. Cul-de-sac vésico-utérin.
G. Utérus.
H. Cul-de-sac recto-utérin.
I. Urèthre.
L. Museau de tanche.
M. Rectum.
N. Sacrum.
O. Périnée.
P. Anus.

FIGURE 2.

Chute de l'utérus incomplète avec hypertrophie sus-vaginale du col.

A. Pubis.
B. Muscle droit.
D. Utérus.
E. Museau de tanche.
H. Urèthre.
I. Anus.
L. Cul-de-sac postérieur du péritoine.
M. Hypertrophie du vagin.
O. Ovaire.
S. Releveur de l'anus.
T. Rectum.

Cette figure est empruntée à Froriep.

Planche IV.

Fig. 1.

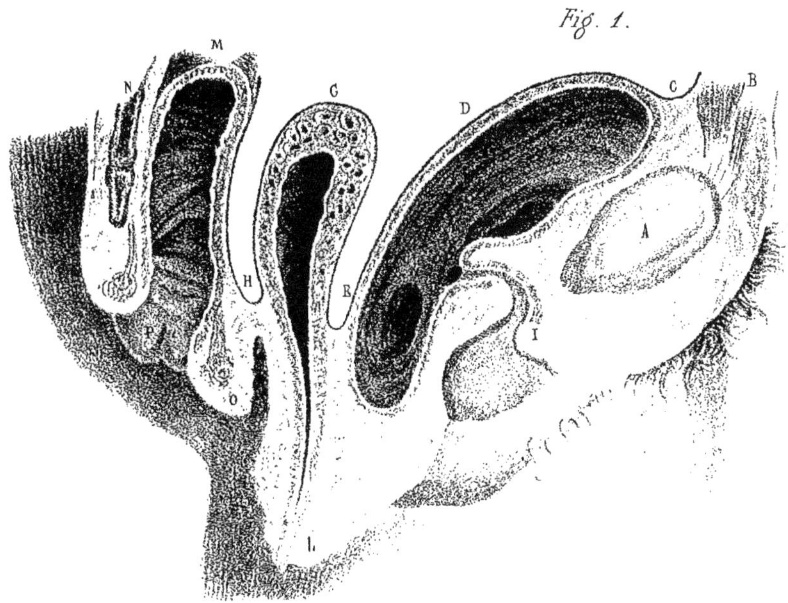

Fig. 2.

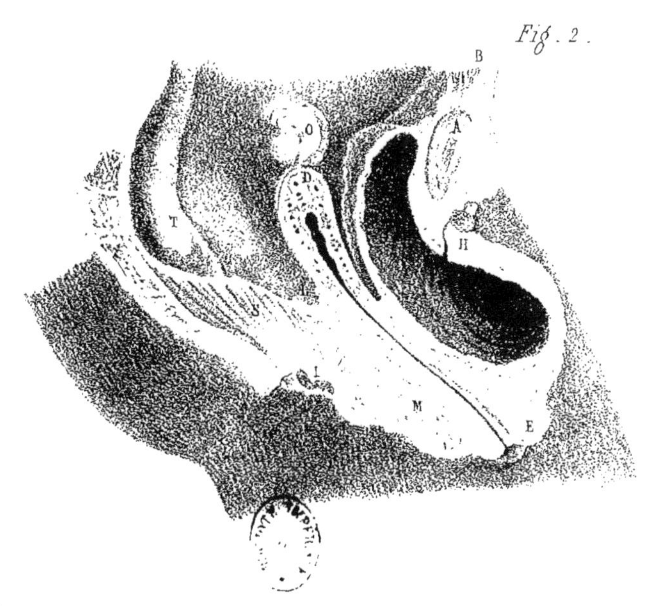

Planche V.

Fig. 1

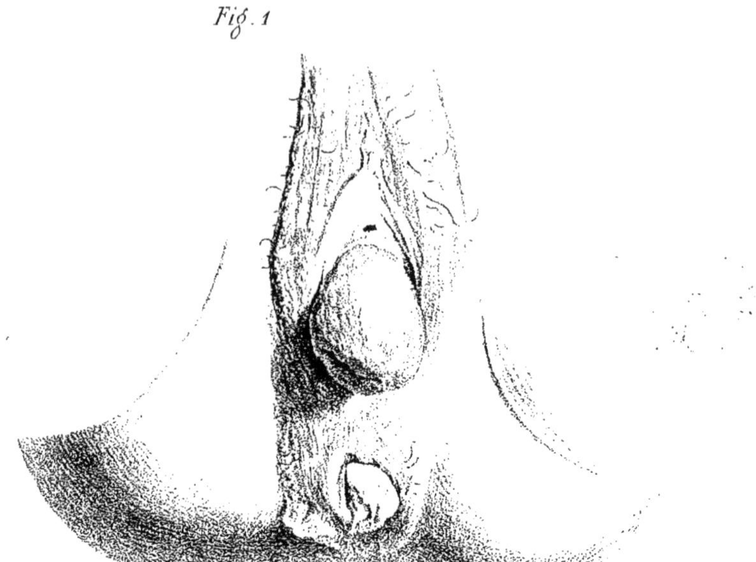

Fig. 2

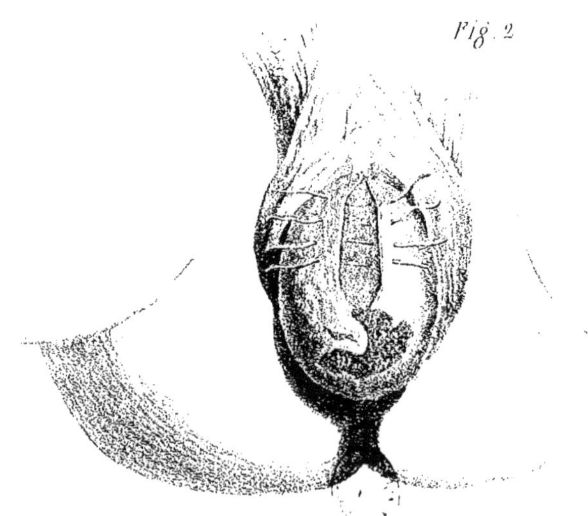

Le Gendre ad nat del *J B Baillière et Fils* *Imp. Lemercier Par.*

PLANCHE V.

FIGURE 1.

Chute incomplète de l'utérus avec hypertrophie sus-vaginale du col. Cette figure montre la forme de la tumeur, la chute de la muqueuse du rectum, pages 59 et 60 (*Observ.*, page 78.)

FIGURE 2.

Planche destinée à montrer le procédé de Marshall-Hall (pages 166 et 167).

PLANCHE VI.

FIGURE 1.

Vue supérieure du bassin daus une expérience d'abaissement de l'utérus, d'après un moule en plâtre. (*Observ.*, pages 43 et 44.)

A. Vessie.
B. Rectum.
C. Trompe droite.
D. Ligament rond gauche.
E. Ligament rond droit.
H. Péritoine.
I. Utérus.
L. Ligament large.

FIGURE 2.

e supérieure du bassin sur un sujet atteint de chute de l'utérus incomplète, d'après un moule en plâtre. (*Observ.*, page 81.)

A. Rectum.
B. Kyste de l'ovaire.
C. Vessie.
D. Utérus.
E. Péritoine.
H. Péritoine.

Planche VI.

Fig. 1

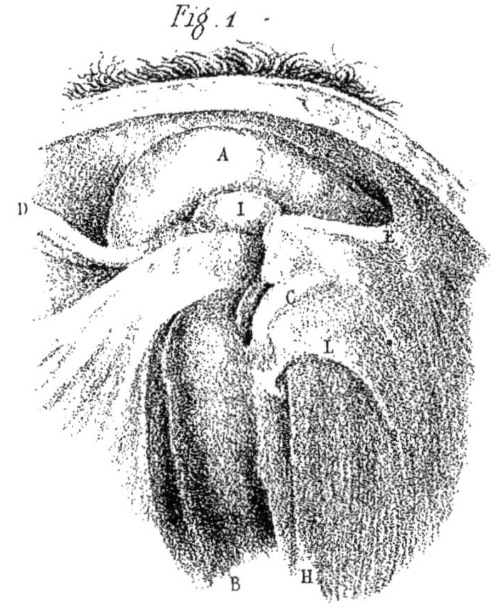

Fig. 2

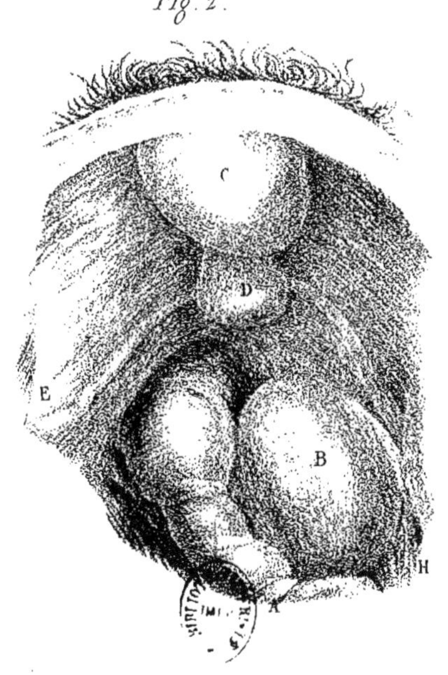

Le Gendre ad nat del | *J B Baillière et Fils* | *Imp Lemercier Paris*

Planche VII

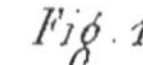

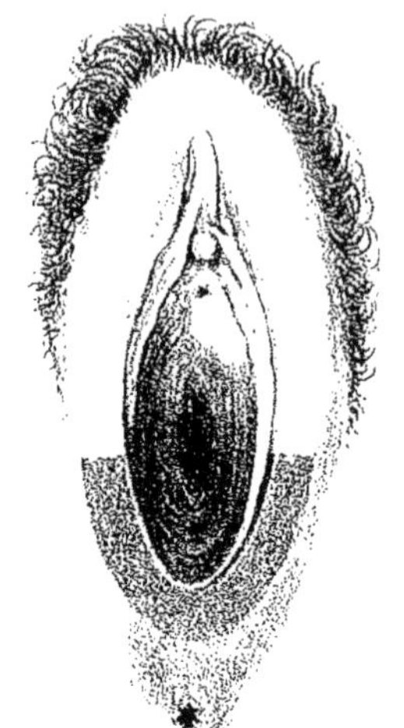

Fig. 2.

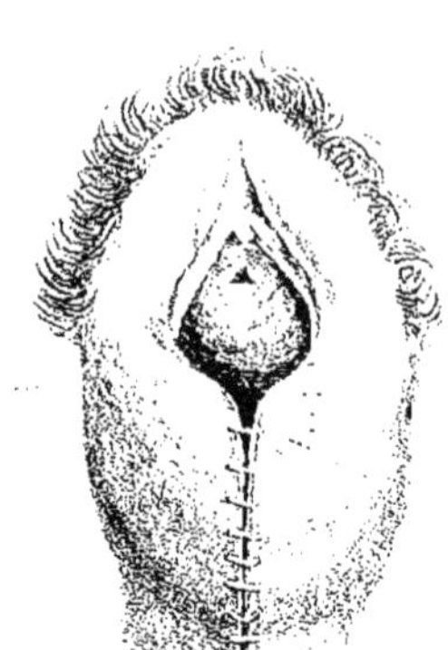

Fig. 3.

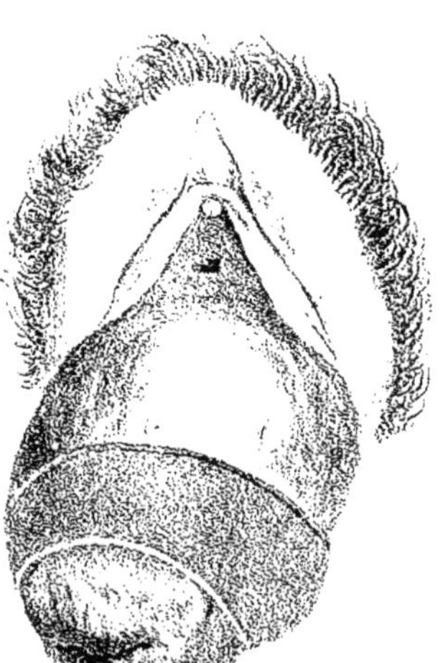

Fig. 4.

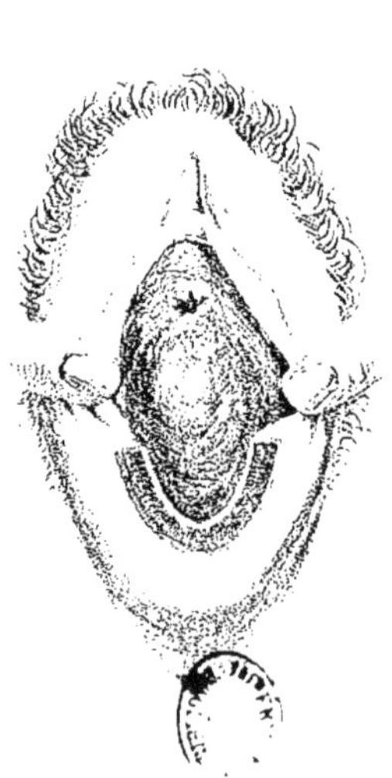

Le Gendre ad nat del — J. B. Baillière et Fils — Imp. Lemercier Paris

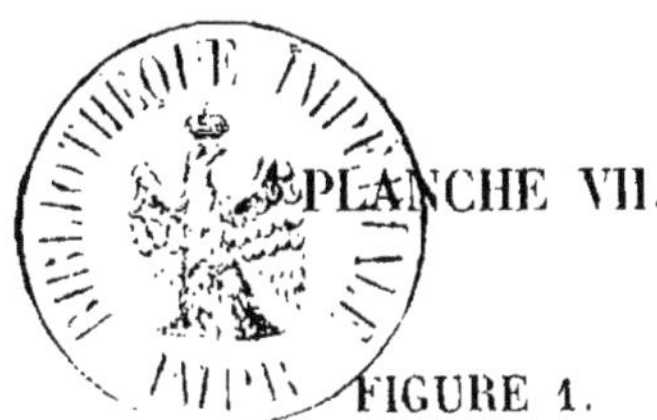

PLANCHE VII.

FIGURE 1.

Destinée à montrer l'opération d'épisioraphie de Fricke (page 160). — Avivement des grandes lèvres.

FIGURE 2.

Destinée à montrer la réunion de l'incision dans l'opération précédente (page 160).

FIGURE 3.

Destinée à montrer l'opération de Romain Gerardin (page 166). — Lambeau circulaire autour de la tumeur.

FIGURE 4.

Destinée à montrer l'opération de M. Malgaigne (page 163). — Avivement de la muqueuse vulvaire.

PLANCHE VIII.

FIGURE 1.

Destinée à montrer l'opération de Baker Brown, modification de Savage (page 162). — Épisioraphie et périnéoraphie.

FIGURE 2.

Destinée à montrer la même opération après la suture.

FIGURES 3 ET 4.

Destinées à montrer l'opération de Dieffenbach (page 167). — Ablation d'un lambeau de muqueuse vaginale.

Planche VIII.

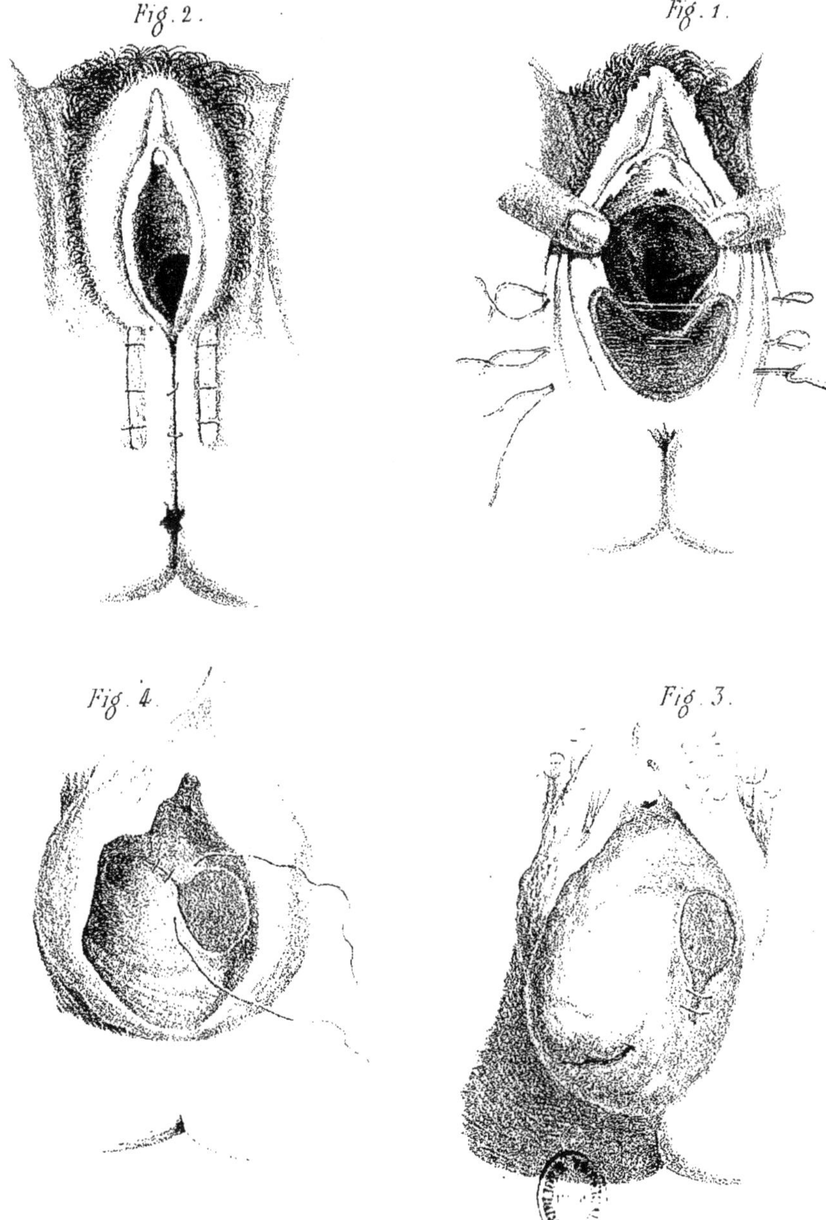

Le Gendre ad nat. del.   J.B. Baillière et Fils   Imp. Lemercier Paris

PLANCHE VIII.

FIGURE 1.

Destinée à montrer l'opération de Baker Brown, modification de Savage (page 162). — Épisioraphie et périnéoraphie.

FIGURE 2.

Destinée à montrer la même opération après la suture.

FIGURES 3 ET 4.

Destinées à montrer l'opération de Dieffenbach (page 167). — Ablation d'un lambeau de muqueuse vaginale.

Planche VIII.

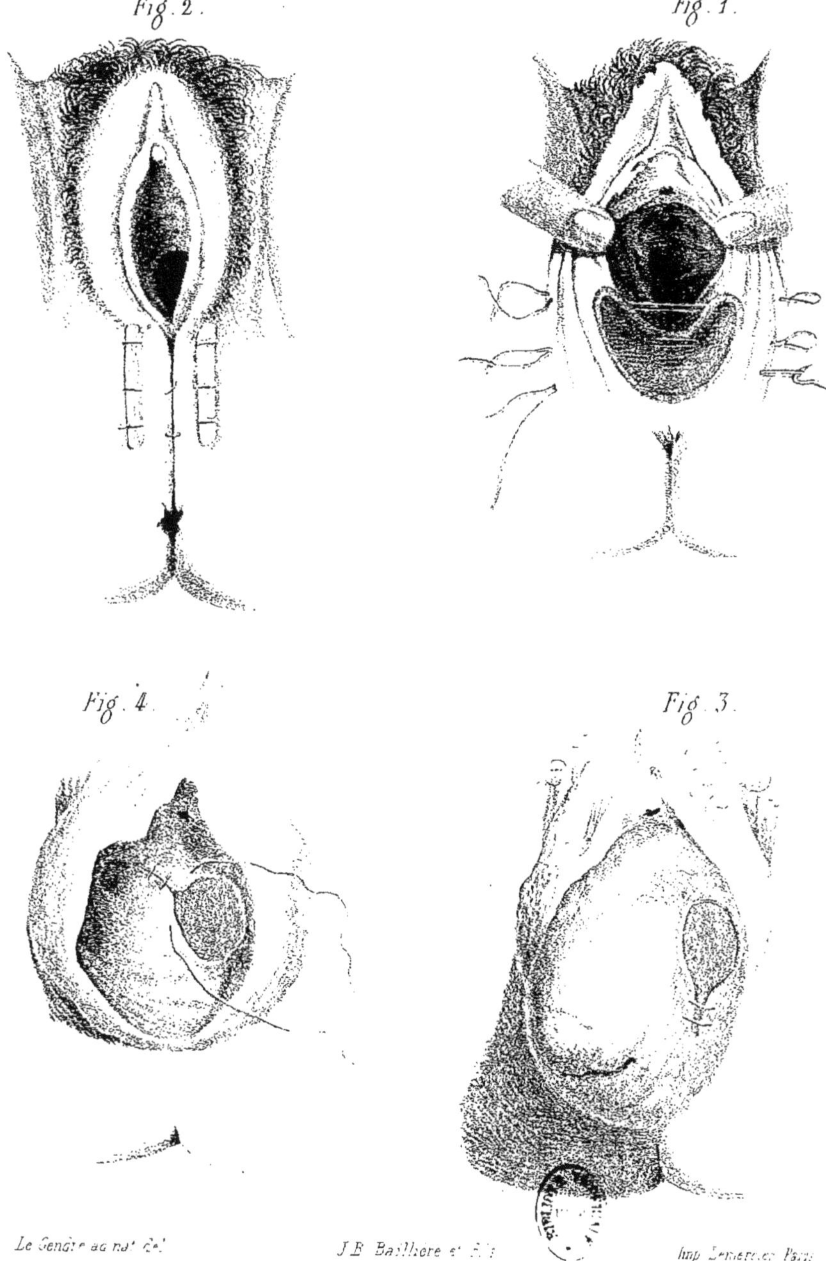

Le Gendre ad nat. del. J.B. Baillière et Fils Imp. Lemercier Paris

www.ingramcontent.com/pod-product-compliance
Ingram Content Group UK Ltd.
Pitfield, Milton Keynes, MK11 3LW, UK
UKHW012031240726
13965UKWH00002B/706